中国医师协会超声医师分会超声造影图鉴丛书

心血管超声造影图鉴

主　审　唐　杰
总主编　罗渝昆　何　文

主　编　袁建军　郭燕丽
副主编　田家玮　张瑞芳　王一茹

人民卫生出版社
·北　京·

图书在版编目（CIP）数据

心血管超声造影图鉴 / 袁建军,郭燕丽主编 . —北京：人民卫生出版社，2022.7

ISBN 978-7-117-33045-9

Ⅰ. ①心… Ⅱ. ①袁… ②郭… Ⅲ. ①心血管造影–超声波诊断–图集 Ⅳ. ①R540.4-64

中国版本图书馆 CIP 数据核字（2022）第 059806 号

人卫智网	www.ipmph.com	医学教育、学术、考试、健康，购书智慧智能综合服务平台
人卫官网	www.pmph.com	人卫官方资讯发布平台

心血管超声造影图鉴

Xinxueguan Chaosheng Zaoying Tujian

主　　编：袁建军　郭燕丽
出版发行：人民卫生出版社（中继线 010-59780011）
地　　址：北京市朝阳区潘家园南里 19 号
邮　　编：100021
E - mail：pmph @ pmph.com
购书热线：010-59787592　010-59787584　010-65264830
印　　刷：北京盛通印刷股份有限公司
经　　销：新华书店
开　　本：889 × 1194　1/16　印张：12
字　　数：323 千字
版　　次：2022 年 7 月第 1 版
印　　次：2022 年 7 月第 1 次印刷
标准书号：ISBN 978-7-117-33045-9
定　　价：158.00 元
打击盗版举报电话：010-59787491　E-mail：WQ @ pmph.com
质量问题联系电话：010-59787234　E-mail：zhiliang @ pmph.com
数字融合服务电话：4001118166　E-mail：zengzhi @ pmph.com

编　　委（按姓氏汉语拼音排序）

郭燕丽　中国人民解放军陆军军医大学
　　　　第一附属医院（西南医院）

何　文　首都医科大学附属北京天坛医院

黄　鹤　四川大学华西医院

李春梅　四川省人民医院

罗渝昆　中国人民解放军总医院第一医学中心

宁　彬　首都医科大学附属北京天坛医院

唐　杰　中国人民解放军总医院第一医学中心

田家玮　哈尔滨医科大学附属第二医院

王　东　天津市第三中心医院

王一茹　中国人民解放军总医院第一医学中心

袁建军　河南省人民医院

张瑞芳　郑州大学第一附属医院

张盛敏　宁波市第一医院

郑艳玲　中山大学附属第一医院

朱好辉　河南省人民医院

编写秘书（按姓氏汉语拼音排序）

李　欣　中国人民解放军陆军军医大学
　　　　第一附属医院（西南医院）

曲绍辉　哈尔滨医科大学附属第二医院

尚永宁　中国人民解放军陆军军医大学
　　　　第一附属医院（西南医院）

吴　铭　河南省人民医院

叶　婷　河南省人民医院

张　君　中国人民解放军陆军军医大学
　　　　第一附属医院（西南医院）

前　言

随着超声造影剂的升级和造影成像技术的不断完善,超声造影的优势逐渐凸显,临床应用得以快速发展。以声诺维(SonoVue)为代表的第二代微泡超声造影剂经静脉或经腔道注射,通过增强血流、管腔与周围组织的对比显影,显示组织结构及血流灌注信息,从而达到诊断及鉴别诊断的目的,显著提高了超声诊断的敏感性和准确性,具有较高的安全性。

超声造影技术最早应用于心脏,对心脏分流性疾病、瓣膜病、冠心病等疾病的诊断及精确评价室壁运动和心功能提供了有价值的依据。近十年来,超声造影技术在腹部应用较为成熟,弥补了常规超声的缺憾,尤其是其对于肝脏局灶性病变的鉴别诊断能力,准确率达 90% 以上。超声造影剂提高了细小血管和低速血流检出的敏感性,可以精确判断脑部、颈部及外周动脉的狭窄或闭塞,评估动脉粥样硬化斑块的易损性等。近年来,超声造影在浅表器官病变中也取得了很大的进步和发展,特别是为乳腺、甲状腺、淋巴结等疾病的良恶性鉴别诊断提供了有价值的参考依据。另外,超声造影也应用于妇科良恶性疾病的鉴别诊断、盆腔占位性病变的鉴别诊断和输卵管通畅性检查等,提高了疾病诊断的可靠性和准确性。

为了更好地探讨超声造影在临床的应用价值,提高超声造影的诊断准确性,我们组织全国超声医学界从事腹部、浅表器官、心血管、妇产科领域的知名专家于 2021 年 6 月成立了超声造影图鉴丛书编写委员会,并于 2021 年 7 月正式启动丛书的编写工作。

超声造影图鉴丛书共四册,包括《腹部超声造影图鉴》《浅表器官超声造影图鉴》《心血管超声造影图鉴》《妇产超声造影图鉴》。丛书以病例的方式呈现给读者,内容包含了病史概要、常规超声图像、超声造影图像、超声造影视频、超声造影诊断要点、鉴别诊断及病理诊断,充分融入了编者们丰富的理论知识和宝贵的临床经验。每一种疾病都有丰富精彩的病例,图文并茂,同时配有造影视频影像,对疾病的超声造影诊断要点及鉴别诊断思路进行了分析和总结,适合各年资医师学习和阅读,是指导超声医师规范性开展超声造影工作的系列参考用书。

在编写和修订过程中,各位参编作者在繁忙的工作之余齐心协力、倾注心血,在此,对编写委员会的各位专家表示衷心的感谢!

　　超声造影技术处于发展阶段,新的知识和内容还将不断更新,超声造影用于某些疾病的临床诊断时间不长,尚处于探索阶段,书中难免有疏漏,希望学界同仁多提宝贵意见,共同探讨,携手为促进超声医学的发展而不懈努力!

罗渝昆　何　文

2022 年 4 月

目　录

第一章　右心超声造影 ··· 001

第一节　卵圆孔未闭右向左分流 ·· 002

第二节　肺动静脉瘘 ··· 007

第三节　永存左上腔静脉 ··· 011

第四节　房间隔缺损封堵术后评估右向左的残余分流 ···································· 012

第五节　部分型肺静脉异位引流 ·· 015

第二章　左心超声造影 ··· 019

第一节　定量评价心功能 ··· 020

第二节　评估左心室节段性室壁运动异常 ··· 026

第三节　应激性心肌病 ·· 028

第四节　左心房黏液瘤 ·· 031

第五节　心腔内血栓 ··· 036

　　一、左心腔内血栓 ·· 036

　　二、右心血栓 ·· 038

　　三、左心耳血栓 ··· 040

第六节　左心室心尖肥厚、肥厚型心肌病的诊断及消融术后疗效评价 ············· 044

　　一、左心室心尖肥厚 ··· 044

　　二、心尖肥厚型心肌病 ·· 047

　　三、肥厚型心肌病合并室壁瘤 ·· 051

　　四、肥厚型心肌病消融术后疗效评价 ··· 054

第七节　心肌致密化不全 ··· 057

第八节　静息状态下心肌灌注显像及定量分析 ·· 061

第九节　与负荷超声心动图联合应用的左心声学造影评价局部室壁运动异常…………… 064

　　一、左前降支重度狭窄 …………………………………………………………… 064

　　二、左前降支轻度狭窄 …………………………………………………………… 070

第十节　与负荷超声心动图联合应用的心肌超声造影定量评价心肌灌注

　　　　（定量分析）………………………………………………………………… 075

第十一节　心肌梗死后并发症 …………………………………………………………… 081

　　一、真性室壁瘤 …………………………………………………………………… 081

　　二、假性室壁瘤 …………………………………………………………………… 086

　　三、心梗后心尖部血栓 …………………………………………………………… 093

第十二节　右心系统的结构和功能评估 ………………………………………………… 096

　　一、右心室结构异常 ……………………………………………………………… 096

　　二、评估右心功能 ………………………………………………………………… 098

第十三节　心脏转移性肿瘤 ……………………………………………………………… 100

　　一、右心转移性肿瘤 ……………………………………………………………… 100

　　二、左心转移性肿瘤 ……………………………………………………………… 101

第十四节　心脏淋巴瘤 …………………………………………………………………… 104

第十五节　右心房血管肉瘤 ……………………………………………………………… 107

第十六节　心包病变 ……………………………………………………………………… 110

　　一、结核性心包炎干酪样坏死团块 ……………………………………………… 110

　　二、心包转移瘤 …………………………………………………………………… 111

　　三、心包淋巴瘤 …………………………………………………………………… 113

　　四、心包间皮瘤 …………………………………………………………………… 115

　　五、心包假性囊肿 ………………………………………………………………… 116

第十七节　巨大冠状动脉瘤 …………………………………………………………………………… 119

第十八节　Takayasu 大动脉炎并多发动脉瘤 ………………………………………………… 123

第十九节　Bentall 术后吻合口漏 …………………………………………………………………… 127

第二十节　肺动脉原发肿瘤 …………………………………………………………………………… 129

第二十一节　肺动脉转移性肿瘤 …………………………………………………………………… 132

第三章　血管造影 ……………………………………………………………………………… **135**

第一节　颈部血管疾病的超声及超声造影 …………………………………………………… 136

　　一、颈动脉前壁极低回声斑块的显示 ………………………………………………… 136

　　二、颈动脉极重度狭窄与闭塞的鉴别 ………………………………………………… 138

　　三、颈动脉斑块稳定性的评价 …………………………………………………………… 142

　　四、颈动脉斑块表面破裂血栓形成 …………………………………………………… 144

　　五、静脉血栓与癌栓鉴别 ………………………………………………………………… 147

第二节　大脑动脉环超声及超声造影评价侧支循环 …………………………………… 151

　　一、颅内动脉狭窄 ………………………………………………………………………… 151

　　二、大脑动脉环的评价 - 前交通开放 ……………………………………………… 153

　　三、大脑动脉环的评价 - 后交通动脉开放 ……………………………………… 154

　　四、胚胎型大脑后动脉 …………………………………………………………………… 156

　　五、颅内静脉窦血栓超声造影评估 …………………………………………………… 158

第三节　腹部血管超声造影 ………………………………………………………………………… 160

　　一、肾动脉狭窄超声造影 ………………………………………………………………… 160

　　二、移植肾肾动脉超声造影 ……………………………………………………………… 167

　　三、腹主动脉支架术后超声造影 ……………………………………………………… 169

第四节　皮瓣穿支血管的超声及超声造影 ………………………………………………… 173

　　一、腓肠内侧动脉穿支皮瓣的血管定位 ………………………………………… 173

　　二、股前外侧动脉穿支皮瓣血管定位 …………………………………………… 175

第五节　深部血管的超声造影显示 …………………………………………………………… 177

参考文献 ………………………………………………………………………………………… 180

登录中华临床影像库步骤 ……………………………………………………………………… 182

第一章

右心超声造影

YOUXIN CHAOSHENG ZAOYING

第一节　卵圆孔未闭右向左分流

（一）病例一

1. **病史概要**　男性,19 岁,偏头痛 3 年余,测血压 122/83mmHg。既往无高血压病史。

2. **常规超声图像**　常规超声图像见房间隔卵圆窝处薄软,随心动周期在双心房间摆动,CDFI 示房间隔处未见明确分流信号,见图 1-1-1、ER1-1-1。

3. **超声造影图像**　右心声学造影可见右心房内造影剂充分显影,患者做瓦尔萨尔瓦动作后,第 3 个心动周期见中量微泡先后进入左心房和左心室,3 个心动

周期后,左心内微泡消退,无持续性微泡,见图 1-1-2 和 ER1-1-2。

4. **经食管超声心动图**　经食管超声心动图见房间隔卵圆窝处薄软,随心动周期摆动,有"弹跳征",继发隔与原发隔之间见一细小缝隙,CDFI 示缝隙处可见少量左向右分流束,见图 1-1-3、ER1-1-3。

5. **超声造影诊断要点**　右心声学造影检查中,观察右心房充分显影后左心房微泡出现的时相,3 个心动周期内出现右向左分流,可确诊为卵圆孔未闭(patent foramen ovale, PFO)。

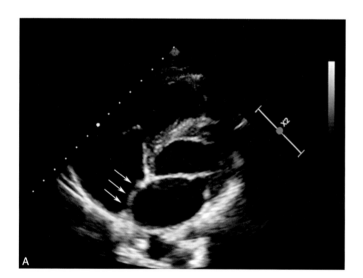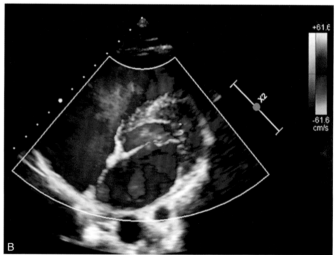

图 1-1-1　常规超声图像
A. 房间隔二维图像(箭头:房间隔);B. 房间隔彩色多普勒图像

ER1-1-1　常规超声图像
A. 房间隔卵圆窝处薄软,随心动周期在双房间摆动;B. CDFI 示房间隔处未见明确分流信号

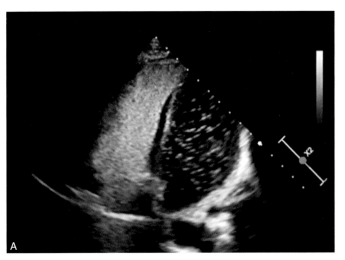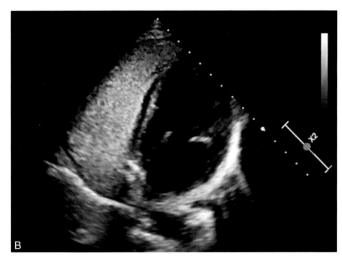

图 1-1-2　右心声学造影

A. 患者瓦尔萨尔瓦动作后,第 3 个心动周期见中量微泡进入左心;B. 3 个心动周期后,左心内微泡消退

ER1-1-2　右心声学造影

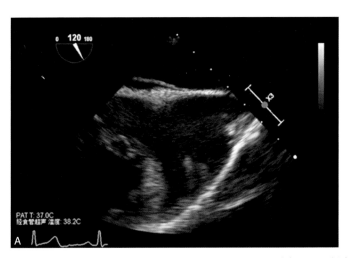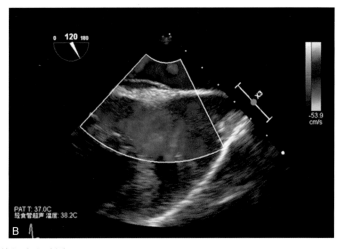

图 1-1-3　经食管超声心动图

A. 原发隔与继发隔之间的缝隙;B. CDFI 示局部少量左向右分流

ER1-1-3　经食管超声心动图

（二）病例二

1. 病史概要　男性，39岁，因反复头晕、头痛前来就诊。测血压122/83mmHg，既往无高血压病史。

2. 常规超声图像　常规超声心动图左心室长轴切面和心尖四腔心切面观察心脏各心腔大小、心脏结构以及心功能均未见明显异常，见图1-1-4、ER1-1-4。

3. 超声造影图像　注射右心声学造影剂后右心开始显影时，患者瓦尔萨尔瓦动作后左心房及左心室内可见大量微泡回声，见图1-1-5、ER1-1-5。

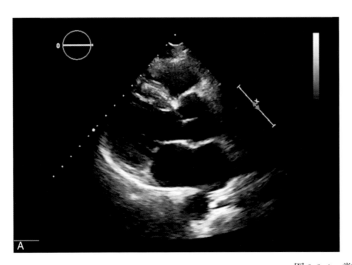
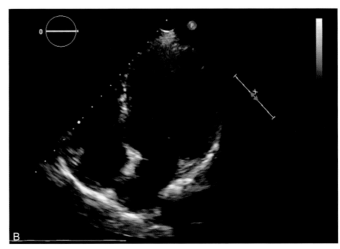

图 1-1-4　常规超声图像

A. 左心室长轴切面显示心脏各心腔大小未见异常；B. 心尖四腔心切面观察心脏结构和大小、心脏瓣膜运动情况未见明显异常

ER1-1-4　常规超声图像

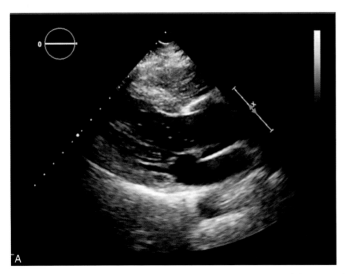
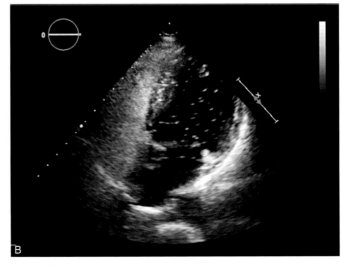

图 1-1-5　右心声学造影

A. 瓦尔萨尔瓦动作后左心室长轴切面可见少量微泡进入左心；B. 瓦尔萨尔瓦动作后心尖四腔心切面可见大量微泡进入左心

ER1-1-5　右心声学造影
A. 瓦尔萨尔瓦动作后左心室长轴切面显示左心腔内少量微泡；B. 瓦尔萨尔瓦动作后心尖四腔切面显示左心腔内大量微泡

4. 经食管超声心动图　经食管超声心动图大动脉短轴切面，双心房切面卵圆孔居于房间隔中部，第一、第二房间隔呈"细缝"样改变，卵圆孔左心房面宽 1.6mm，右心房面宽 2.4mm，卵圆瓣长度约 10mm；CDFI：心房水平左向右分流，见图 1-1-6。

5. 超声造影诊断要点　瓦尔萨尔瓦动作可增大右心房压，进而提高超声心动图诊断右向左分流的敏感度和特异度。右心声学造影检查中，配合患者的瓦尔萨尔瓦动作，观察右心房充分显影后左心房微泡出现的时相，3 个心动周期内出现右心房向左心房的分流，可确诊 PFO。

6. 其他检查　头部 MRI 检查：左侧基底节区、左侧侧脑室旁可见片状长 T_1、长 T_2 信号，T_2 FLAIR 呈高信号，左侧侧脑室稍大，余脑室系统形态、结构及信号未见明显异常。提示：左侧基底节区、左侧侧脑室旁陈旧性脑梗死，见图 1-1-7。

7. 鉴别诊断　PFO 是原发隔与继发隔间的异常交通，其在成人的发生率为 20%~25%。PFO 与年轻患者的隐源性卒中、短暂性脑缺血发作、减压病、直立性低氧血症和有先兆偏头痛有关。右心声学造影有效地提高了右向左分流的检出率，可为 PFO 的评价提供全面且准确的信息。除 PFO 右向左分流外，还存在肺动静脉瘘等常见疾病引起的肺循环右向左分流。右心声学造影能为二者的鉴别诊断提供重要的诊断信息，微泡右向左分流出现在 3 个心动周期内为 PFO 分流，6 个心动周期后为肺循环右向左分流。在 4~5 个心动周期内，需结合微泡出现与瓦尔萨尔瓦动作结束瞬间的关系、微泡在左心房最初出现的部位、微泡在左心腔持续时间加以鉴别：瓦尔萨尔瓦动作结束瞬间出现短暂右向左分流，通常为 PFO 右向左分流；微泡来自卵圆窝处，通常为 PFO 右向左分流，微泡来自肺静脉入口处，则通常为肺循环右向左分流；PFO 右向左分流一般是短暂的，而肺循环来源的右向左分流通常会持续存在，直到右心房内微泡暗淡，左心中仍可观察到少量微泡。

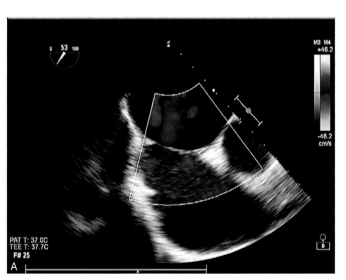
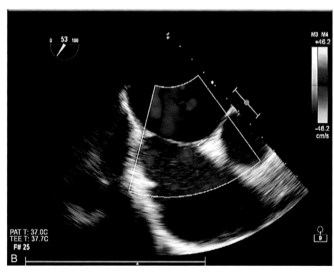

图 1-1-6　经食管超声心动图
A. 房水平微量左向右分流；B. 显示卵圆瓣和卵圆孔结构

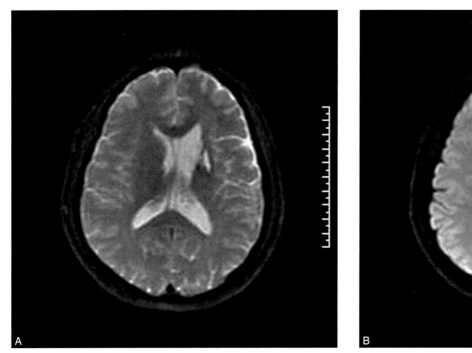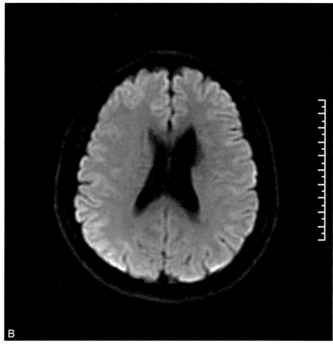

图 1-1-7 头部 MRI 图像
A、B. 左侧基底节区、左侧脑室旁陈旧性脑梗死

第二节 肺动静脉瘘

（一）肺动静脉瘘

1. **病史概要** 男性,34 岁,间断性头痛 10 年,突发吞咽困难 3 个月,无慢性肝病史。

2. **常规超声图像** 常规超声心动图见心尖四腔心切面左、右心室比例正常,见图 1-2-1。

3. **超声造影图像** 右心声学造影,右心房内造影剂充分显影,患者瓦尔萨尔瓦动作后,第六个心动周期见中量微泡进入左心,左心房内微泡持续存在,见图 1-2-2、ER1-2-1。

4. **超声造影诊断要点** 右心超声造影检查中,观察右心房充分显影后左心房微泡出现的时相,6 个心动周期后出现右向左分流,直至右心内造影剂黯淡,微泡持续存在,可确诊肺动静脉瘘。

5. **其他检查** DSA 提示:右肺野上部可见簇状动静脉瘘。余肺动脉未见异常。该动静脉瘘分布较为弥散,无法行肺动静脉瘘封堵术,见图 1-2-3。

6. **鉴别诊断** 肺动静脉瘘需要与 PFO 鉴别,3 个心动周期内为 PFO 右向左分流,6 个心动周期后为肺循环右向左分流。如果右向左分流出现在 4~5 个心动周期内,需结合微泡出现与瓦尔萨尔瓦动作结束瞬间的关系、微泡在左心房最初出现的部位、微泡在左心腔持续时间加以鉴别。瓦尔萨尔瓦动作结束瞬间出现短暂右向左分流,通常为 PFO 右向左分流;在能够观察到微泡来源的病例,微泡来自卵圆窝处,通常为 PFO 右向左分流;微泡来自肺静脉入口处,则通常为肺循环右向左分流。此外,PFO 右向左分流一般是短暂的,而肺循环来源的右向左分流通常会持续存在,直到右心房内微泡暗淡,左心中仍可观察到少量微泡。

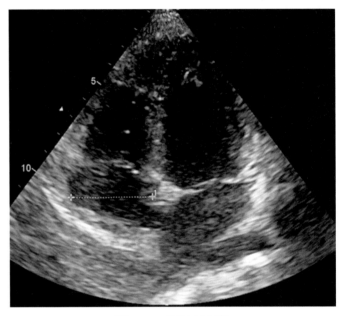

图 1-2-1 常规超声图像

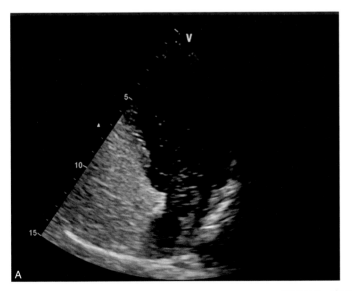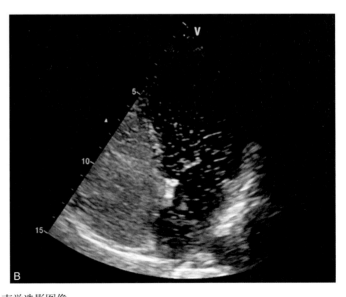

图 1-2-2 右心声学造影图像

A. 右心造影剂充分显影后第六个心动周期,左心内短暂少 - 中量微泡;B. 左心房内微泡持续存在

ER1-2-1 右心声学造影

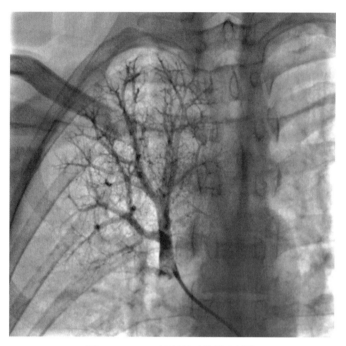

图 1-2-3 DSA 诊断肺动静脉瘘图像

（二）肝肺综合征

1. 病史摘要 男性，48 岁，临床诊断："慢性肝病、肝硬化" 15 年。

2. 肝脏常规超声图像 肝脏增大，肝实质回声密集不均匀，门静脉主干内径增宽，内径为 23mm。肝圆韧带处脐静脉开放，内径 18mm。CDFI：开放的脐静脉内充满血流信号，见图 1-2-4。

3. 超声造影图像 右心声学造影，经肘正中静脉注射生理盐水和空气混合造影剂后，可见心尖四腔切面：右心房内出现造影剂后的四个心动周期后，左心房和左心室内出现大量的造影剂回声。直到右心腔内造影剂消失或者暗淡，左心腔内仍有大量的造影剂回声。右心声学造影支持肺动静脉瘘存在，见图 1-2-5、ER1-2-2。

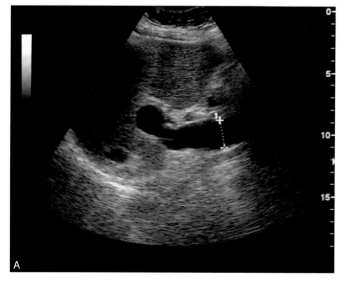

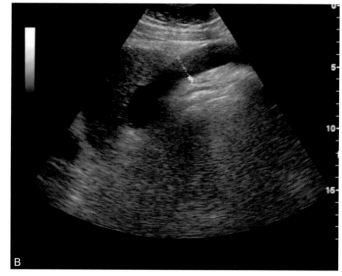

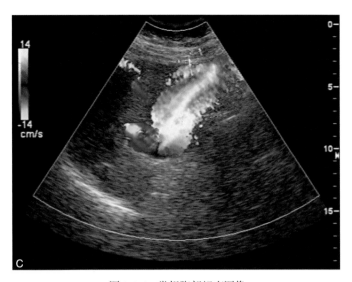

图 1-2-4　常规腹部超声图像
A. 慢性肝病,肝回声密集,门静脉增宽;B. 常规超声示慢性肝病,脐静脉开放;C. 彩色多普勒血流显像示脐静脉开放

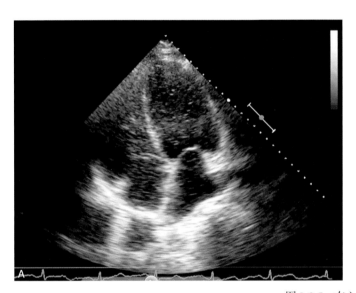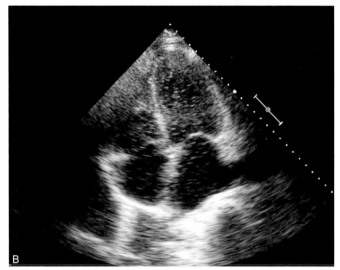

图 1-2-5　右心声学造影图像
A. 于注射右心造影剂后 4 个心动周期左心腔内出现大量微泡;B. 右心腔内的微泡快消失时,左心腔内仍有较大量的微泡回声

ER1-2-2　右心声学造影

4. 超声造影诊断要点　右心超声造影是诊断肝肺综合征患者肺基底部动 - 静脉交通支形成肺血管扩张的"金标准"。右心造影剂(常用生理盐水和空气混合液)经过右心系统后再通过扩张的肺毛细血管床或动静脉分流回流入左心房需经过 3~4 个心动周期。诊断要点:①静息状态下;②经外周静脉混合注射造影剂后,可见右心房、右心室出现造影气泡,约 3~4 个心动周期后左心房、左心室出现大量造影气泡;③直到右心腔内造影剂消

失或暗淡,左心腔内仍有大量的造影剂回声持续存在;④腹部超声提示慢性肝病,门静脉高压。

5. 其他检查　胸部增强(CTA)提示:左上肺舌段条形软组织影,符合肺动静脉瘘表现,见图1-2-6。

6. 鉴别诊断　肝肺综合征(hepatopulmonary syndrome,HPS)是在慢性肝病和/或门静脉高压的基础上出现肺内血管异常扩张、气体交换障碍、动脉血氧合作用异常,导致的低氧血症及一系列病理生理变化和临床表现,临床特征为:排除原发心肺疾患后的三联征——基础肝病、肺内血管扩张和动脉血氧合功能

障碍。肺气体交换障碍导致的动脉血液氧合作用异常(肺泡气-动脉血氧分压差上升、低氧血症)是肝肺综合征的重要生理基础。HPS的肺部病理改变主要表现为大量前毛细血管扩张,其次表现为肺基底部动-静脉交通支形成与开放以及胸膜"蜘蛛痣"形成,因此右心声学造影的表现为肺循环右向左分流,而且分流通常会持续存在,直到右心房内微泡暗淡,左心中仍可观察到少量微泡。右心声学造影结合患者病史和相关临床表现有助于肝肺综合征的诊断和鉴别诊断。

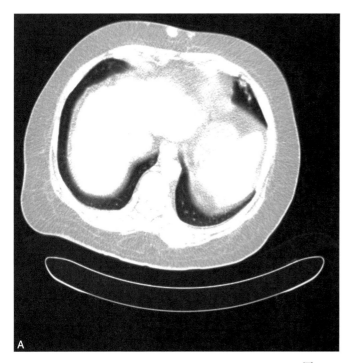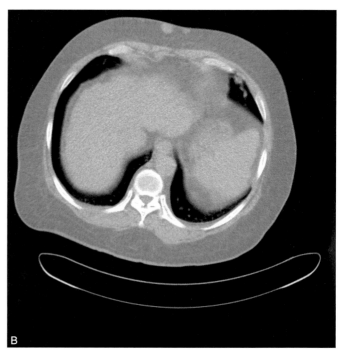

图1-2-6　CTA图像
A. 肺窗;B. 纵隔窗

第三节　永存左上腔静脉

1. 病史概要　男性,15岁,身材矮小就诊。心电图无异常。

2. 常规超声图像　常规超声图像,心尖四腔观可见冠状静脉窦汇入右心房口处内径明显增宽,较宽处约13.7mm,向上沿着左心室壁走行,见图1-3-1、ER1-3-1。

3. 超声造影图像　经左肘正中静脉注射发泡生理盐水证实,造影剂首先经扩张的冠状静脉进入右心房,见图1-3-2。

4. 超声造影诊断要点　常规超声心动图胸骨旁左心室长轴切面及不典型四腔心切面可见扩张的冠状静脉窦。冠状静脉窦扩张时,左心室长轴切面表现为左心房、左心室交界处紧贴二尖瓣后叶根部有一圆形低回声区,并随房室环略有移动,其长轴为管状暗区,扩张的冠状窦口与右心房相通。经左侧上肢静脉行右心超声造影,可见冠状静脉窦先于右心房、右心室显影,即表明左上腔静脉引流入冠状静脉窦。

5. 鉴别诊断　永存左上腔静脉往往首先看到的是冠状静脉窦扩张,而冠状静脉窦扩张还可见于:肺静脉异位引流入冠状静脉窦、右心房高压、冠状动静脉瘘引流至冠状静脉窦、无顶冠状静脉窦综合征等。经左侧肘正中静脉注射右心造影剂有利于永存左上腔静脉与单纯性冠状静脉窦扩张的鉴别诊断。

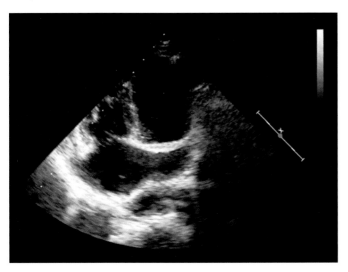

图1-3-1　常规超声图像
心尖四腔观示冠状静脉窦汇入右心房口处内径增宽

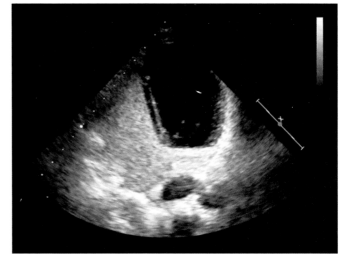

图1-3-2　右心声学造影
造影后可见冠状静脉窦首先显影,造影剂由冠状静脉窦汇入右心房,然后按照右心房、右心室顺序显影

ER1-3-1　常规超声图像

第四节　房间隔缺损封堵术后评估右向左的残余分流

1. **病史概要**　女性，8岁，房间隔缺损封堵术后2年余，术后出现反复偏头痛。

2. **常规超声图像**　常规超声图像见房间隔缺损封堵术后，封堵器位置正常，封堵伞前下方塑形差，封堵伞与房间隔间贴合欠佳，可见缝隙，CDFI：封堵伞处未见明确分流信号，见图1-4-1。

3. **超声造影图像**　右心声学造影见，患者瓦尔萨尔瓦动作，右心房充分显影3个心动周期内可见来源于封堵伞裂隙的中-大量微泡进入左心房，见图1-4-2、ER1-4-1。

4. **超声造影诊断要点**　封堵器置入术后，采用右心声学造影能观察残余分流。右心声学造影检查的方法与PFO相同，辅以瓦尔萨尔瓦动作，造影剂在右心房充分显影后三个心动周期内出现房水平短暂右向左分流可诊断封堵术后存在右向左的残余分流；声窗较好的患者可以观察到右向左分流起自封堵器处。

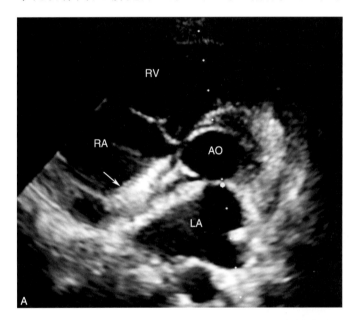
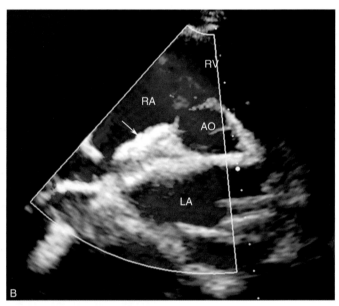
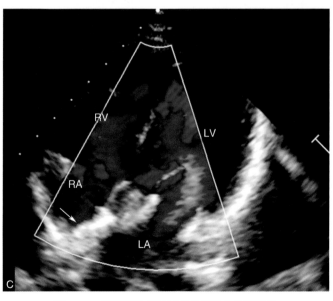

图1-4-1　房间隔缺损封堵术后超声心动图图像

A. 大动脉短轴切面封堵器二维图像；B. 大动脉短轴切面CDFI示封堵器周边未见明确分流；C. 斜四腔心切面CDFI示封堵器周边未见明确分流

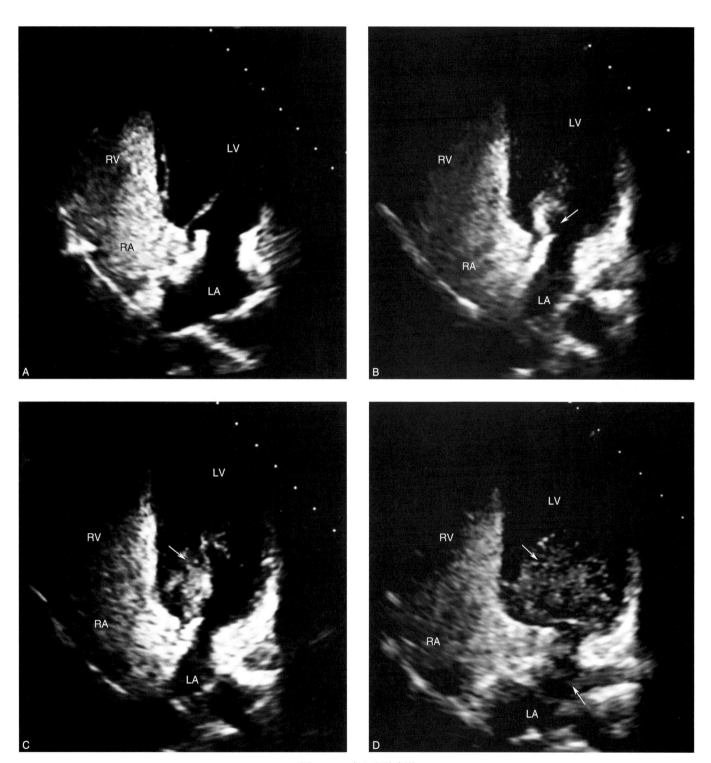

图 1-4-2　右心声学造影

A. 右心造影剂充分显影后患者平静状态下左心房内未见微泡; B、C. 瓦尔萨尔瓦动作后, 三个心动周期内封堵器与房间隔缝隙处见微泡喷出;
D. 瓦尔萨尔瓦动作后, 三个心动周期内左心腔内中 - 大量微泡

ER1-4-1　右心声学造影

5. 鉴别诊断　封堵器置入术后残余分流鉴别诊断主要与肺循环的右向左分流相鉴别。残余分流处的右向左分流与卵圆孔未闭或房间隔缺损等心房水平的右向左分流表现类似，其与肺循环的右向左分流在出现时相上的鉴别点在前两节内容中已做探讨。此外，还需观察分流持续特点，如辅以瓦尔萨尔瓦动作后，右心房压力升高瞬间产生的右向左分流束，多为封堵器置入术后残余分流，而如为出现较晚，持续存在致右心内造影剂暗淡的分流则多为肺循环来源的右向左分流。

第五节　部分型肺静脉异位引流

1. **病史摘要**　女性,20 岁,反复感冒咳嗽 3 个月余收入院。

2. **常规超声图像**　超声诊断:右心房、右心室增大,估测肺动脉收缩压中度增高,患者肺气干扰重,胸骨旁和剑突下部分图像显示不清,建议结合经食管超声心动图检查,见图 1-5-1。

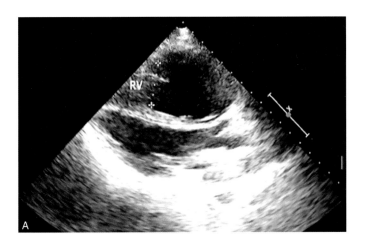
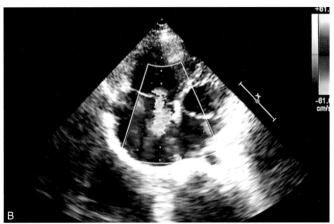
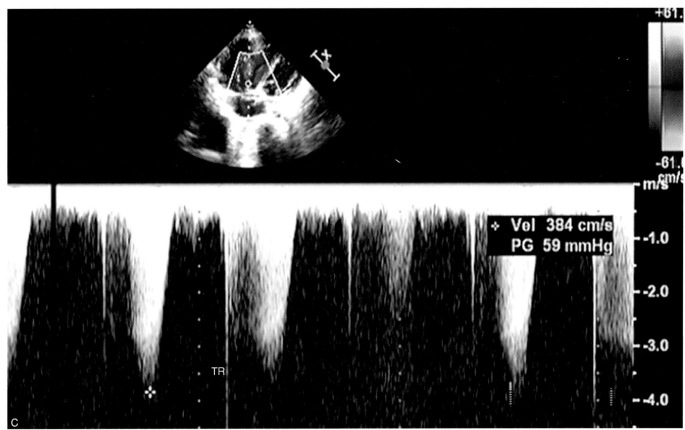

图 1-5-1　常规超声图像

A. 常规二维超声心动图:右心室增大,室间隔稍向左心室膨出;B. 常规彩色多普勒血流显像:右心房增大,三尖瓣反流;C. 常规彩色多普勒超声估测肺动脉收缩压中度升高

3. 经食管超声心动图结合右心超声造影图像　经食管超声心动图检查见，房间隔中段回声失落，较大处间距为 18.5mm。CDFI 可见该处左向右的穿隔血流束，见图 1-5-2。在右心房上方旁探及两根血管回声，均与右心房相通，需结合右心造影区分上腔静脉和异位肺静脉。经肘静脉注射生理盐水和空气混合造影剂后，有一根血管管腔内可见造影剂汇入右心房，证实其为上腔静脉。其旁侧汇入右心房的另一个血管未见右心声学造影剂，从而证实此根血管为异位的肺静脉。该血管往外延伸可探多支分支汇入。CDFI：其内可探及静脉血流频谱，见图 1-5-3、ER1-5-1。

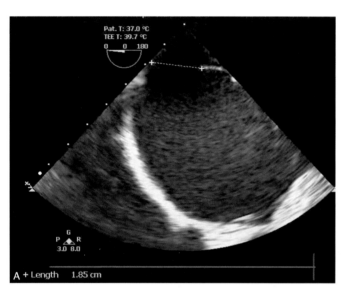
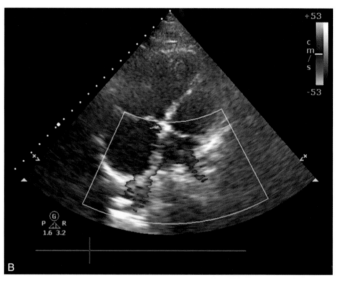

图 1-5-2　经食管超声心动图检查
靠近下腔静脉处可探及房间隔缺损

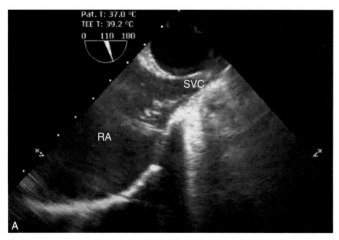
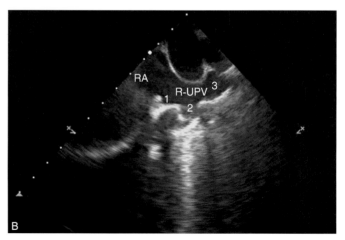

图 1-5-3　右心超声造影图像
A. 注射右心造影剂后上腔静脉内出现大量微泡；B. 其旁侧汇入右心房的另一个血管未见造影剂，从而证明此根血管为异位肺静脉，该血管往外延伸可探多支分支汇入

ER1-5-1 右心声学造影

4. **超声造影诊断要点** 肺静脉异位引流是指肺静脉未能直接与左心房连接,而与右心房或体静脉系统连接的先天性心血管异位。发病率占先天性心脏病的 5%,常合并房间隔缺损或其他心血管异位。肺静脉异位引流,按病理生理来分,分为两种:①部分型肺静脉异位引流,占 60%~70%;②完全型肺静脉异位引流,占 30%~40%。部分房间隔缺损患者常伴有部分肺静脉异位引流,但由于经胸超声心动图容易受肋间隙窄、肺气干扰,导致部分肺静脉引流漏诊,经食管超声心动图联合右心声学造影,分别通过下肢足背静脉和上肢静脉注射空气和生理盐水混合液判断与右心房连接的下腔静脉和上腔静脉,从而判断出右心房连接的异位肺静脉。

5. **其他检查** CTA 提示:肺动脉及分支增宽,提示高压;右心房、右心室增大;右肺静脉三支伴部分型异位引流(引流入右心房),见图 1-5-4。

手术所见:术中心外探查见右心房增大,未见合并其他畸形。在不停跳的基础上探查心内畸形,阻断上下腔静脉,纵行剪开右心房,见右上肺静脉开口于右心房,并可见下腔型房间隔缺损,范围为 2cm×1.5cm。右下肺静脉、左上和左下肺静脉均开口于左心房。

6. **鉴别诊断** 肺静脉异位引流需要与永存左上腔静脉、腔静脉型房间隔缺损等相鉴别。永存左上腔静脉:左上腔静脉经过增宽的冠状静脉汇入右心房内,经左上肢注射造影剂行右心声学造影可见冠状静脉迅速显影,可以与肺静脉异位引流相鉴别。静脉窦型房间隔缺损:上腔静脉窦型的缺损位于上腔静脉入口处,右上肺静脉常经此缺损异位引流入右心房;下腔静脉型缺损位于下腔静脉入口处,常合并右下肺静脉异位引流入右心房。在常规经胸超声心动图(TTE)不能判定是否有 4 根肺静脉均汇入左心房的情况下,TEE 结合右心造影帮助临床快速判断与右心房相连的血管是腔静脉还是肺静脉。

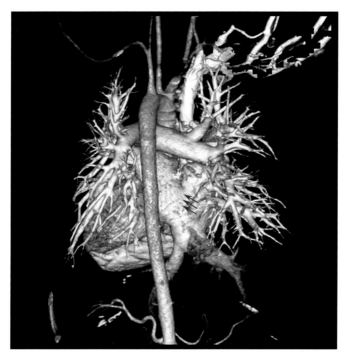

图 1-5-4 CTA 图像

第二章

左心超声造影

ZUOXIN CHAOSHENG ZAOYING

第一节　定量评价心功能

（一）病例一

1. 病史概要　女性，68 岁，腰椎间盘突出、腰椎管狭窄，无心脏不适症状。

2. 常规超声图像　常规超声图像心尖四腔心切面上左心室的心内膜回声显示不清，心尖部伪像干扰严重，难以分辨心内膜；左心室长轴切面上采用 M 型超声测量射血分数等心功能参数，见图 2-1-1、ER2-1-1。

3. 超声造影图像　左心声学造影见，左心腔内造影剂充分显影，心内膜面显示清晰，心肌运动清晰可见，采用 Simpson 法测量射血分数及左心室容量，见图 2-1-2、ER2-1-2。

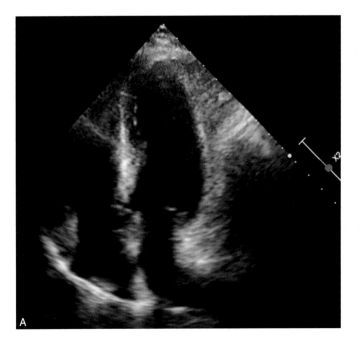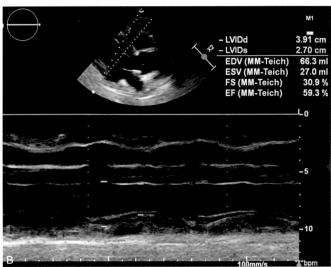

图 2-1-1　常规超声图像
A. 心尖四腔心切面示左心室心内膜面回声不清晰；B. M 型超声测量心功能参数

ER2-1-1　常规超声图像

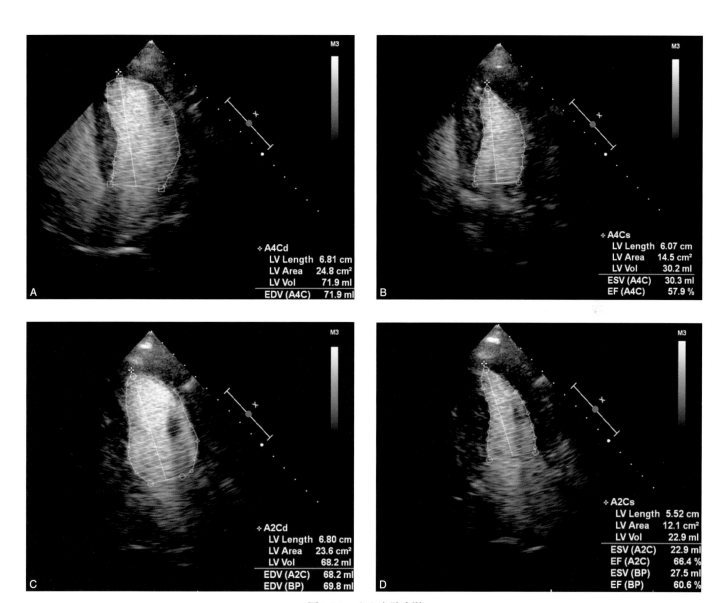

图 2-1-2　左心声学造影

A. 心尖四腔心舒张末期图像；B. 心尖四腔心收缩末期图像；C. 心尖两腔心舒张末期图像；D. 心尖两腔心收缩末期图像

ER2-1-2　左心声学造影

（二）病例二

1. **病史概要** 女性,45岁,乳腺癌术前治疗(蒽环类抗生素+曲妥珠单抗)两次。

2. **常规超声图像** 常规超声图像显示,心尖四腔心切面心尖部显示不清,难以分辨心内膜;左心室长轴切面上采用M型测量射血分数等心功能参数,见图2-1-3、ER2-1-3。

3. **超声造影图像** 左心腔声学造影见,左心腔内造影剂充分显影,心内膜面显示清晰,心肌运动清晰可见,采用Simpson法测量射血分数及左心室容量,左心室舒张末期容积(EDV)=118ml,左心室收缩末期容积(ESV)=47ml,左心室射血分数(EF)=60%,见图2-1-4、ER2-1-4。

4. **其他检查** 心脏MRI提示:四腔心显示清晰,内膜边界显示清晰,心肌运动清晰可见,采用Simpson法测量射血分数及左心室容量,EDV=122ml,ESV=51ml,EF=58%,见图2-1-5。

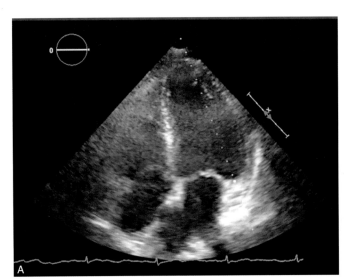
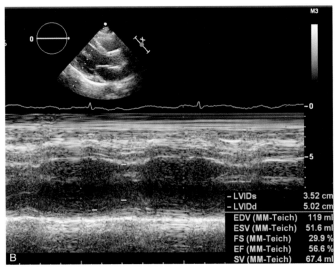

图 2-1-3 常规超声图像

ER2-1-3 常规超声图像

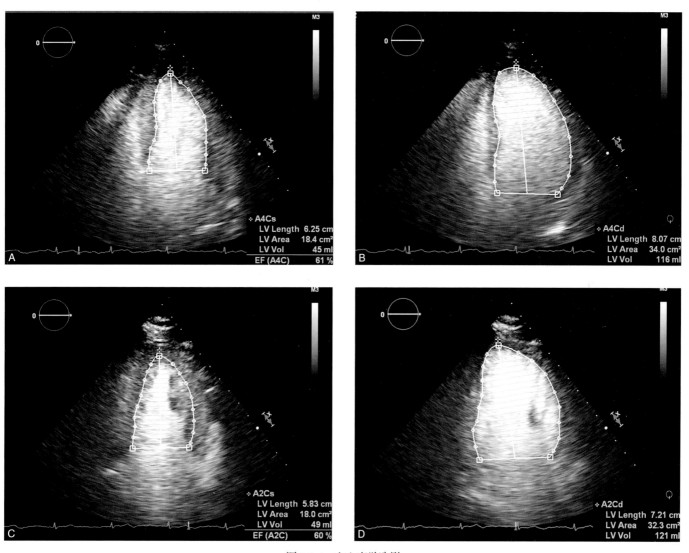

图 2-1-4　左心声学造影

A、B. 心尖四腔心；C、D. 心尖两腔心

ER2-1-4　左心声学造影

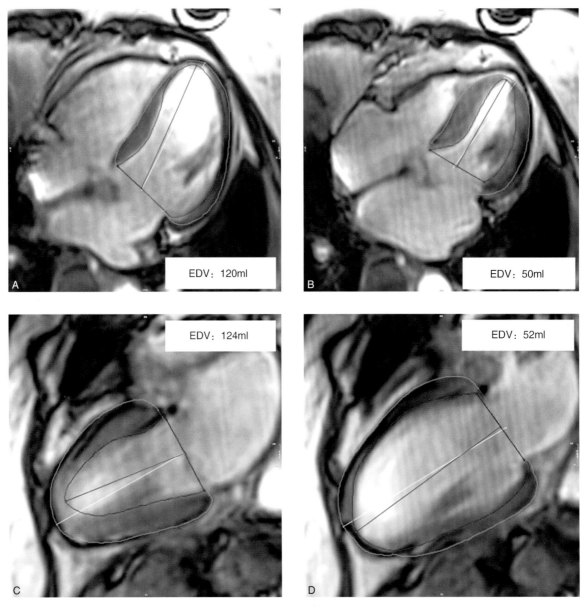

图 2-1-5　心脏 MRI 图像
A、B、C、D. Simpson 法测量射血分数及左心室容量

（三）病例三

1. 病史摘要　女性，47 岁，乳腺癌术后曲妥珠单抗辅助治疗。

2. 常规超声图像　常规超声显示：心尖四腔心切面上左心室心尖部显示不清，难以分辨其心内膜，见图 2-1-6、ER2-1-5。

3. 超声造影图像　左心声学造影见，左心腔内造影剂充分显影，心内膜面显示清晰，心肌运动清晰可见，采用 Simpson 法测量射血分数及左心室容量，见图 2-1-7。

4. 超声造影诊断要点　常规超声心动图的图像质量不佳，不能准确测量心室容积、射血分数时，左心声学造影心腔显影模式有利于对心内膜边界的识别，从而能够更准确地评估左心室收缩运动、收缩及舒张末期左心室容量变化。左心声学造影所测得的左心室射血分数（LVEF）准确性高、重复性好。

...

...

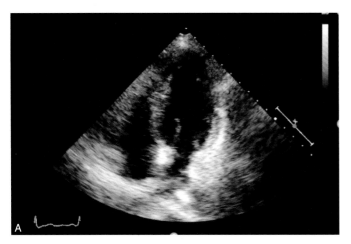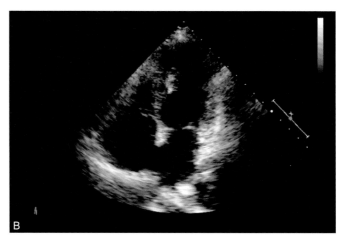

图 2-1-6　心尖四腔心切面图像

A. 左心室舒张末期；B. 左心室收缩末期

ER2-1-5　常规超声图像

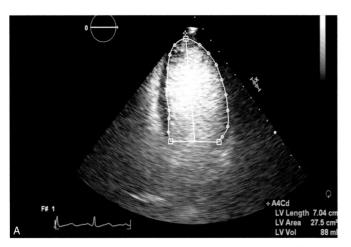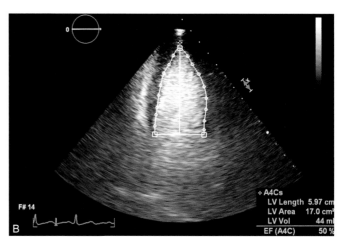

图 2-1-7　左心声学造影

A. 左心室舒张末期左心室容积；B. 左心室收缩末期左心室容积

第二节　评估左心室节段性室壁运动异常

1. 病史概要　男性，65 岁，急性胸痛入院；急诊心电图显示 ST-T 段改变。

2. 常规超声图像　常规超声图像室壁运动未见明显异常，见图 2-2-1、ER2-2-1。

3. 超声造影图像　左心声学造影心肌灌注（myocardial perfusion，MP）条件下，心尖两腔心切面，左心室前壁中段、下壁基底段运动减弱，见图 2-2-2、ER2-2-2。

4. 超声造影诊断要点

（1）对患者左心室壁所有节段进行分析，连续两个节段显示不清时，应使用超声造影对左心室壁进行进一步分析，对于缺血性心肌病，超声造影表现为冠状动脉供应区域相应节段的运动减弱或消失、室壁运动不协调，造影剂灌注减少。

（2）可显示危险心肌的部位、范围及透壁程度。

（3）可定量指标峰值强度、心肌增强达峰时间、造影剂心肌排空速率及充盈缺损面积判断。

5. 其他检查　冠状动脉造影提示：左前降支重度狭窄（管腔狭窄率 90%），右冠状动脉中 - 重度狭窄（管腔狭窄率 75%），见图 2-2-3。

6. 鉴别诊断　缺血性心肌病、应激性心肌病、扩张性心肌病在超声造影上都表现为室壁运动异常。应激性心肌病多见于绝经后女性，表现为左心室中远段室壁运动异常，尤其是心尖部，常造成心尖部球状扩张，而基底段受累较少，具有可逆性，经治疗后左心室收缩功能可基本恢复正常；扩张性心肌病多见于青中年人，全心扩大，均匀扩张，呈球形，室壁运动减弱呈普遍性；缺血性心肌病多见于中老年人，心脏扩大，心室可有局部膨出，室壁运动减弱，呈节段性、非均匀性。

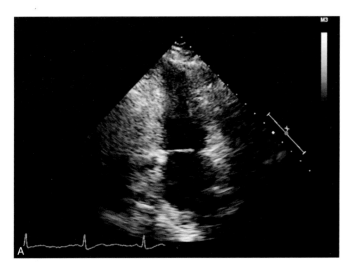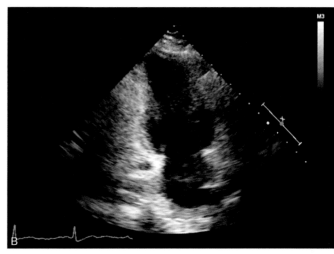

图 2-2-1　心尖两腔心切面常规超声图像
A. 左心室收缩期；B. 左心室舒张期

ER2-2-1　常规超声图像

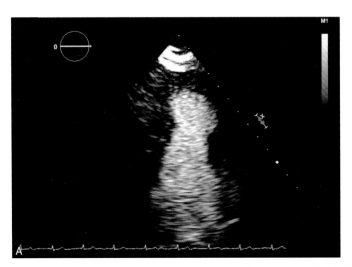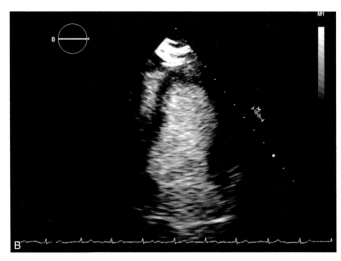

图 2-2-2　左心声学造影 MP 条件下心尖两腔心
A. 收缩末期；B. 舒张末期
左心室前壁中段、下壁基底段运动减弱

ER2-2-2　左心声学造影

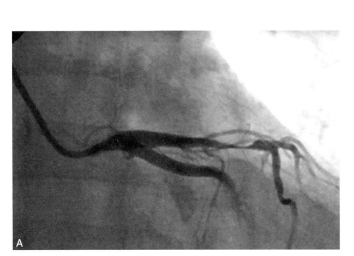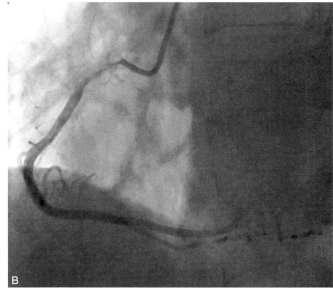

图 2-2-3　冠状动脉造影
A. 左前降支；B. 右冠状动脉

第三节　应激性心肌病

1. **病史摘要**　女性,70 岁,恶心、呕吐伴纳差 4 天,无胸闷、胸痛,无出汗、左肩部及背部疼痛等。心电图提示:①窦性心动过速;②广泛前壁及下壁急性心肌损伤;③偶发房性早搏。肌钙蛋白:2.520μg/L。临床诊断:冠状动脉粥样硬化性心肌病急性广泛前壁、下壁心肌梗死。

2. **常规超声图像**　常规超声图像多切面扫查见,左心室间隔心尖、前壁心尖、侧壁心尖和下壁心尖室壁变薄,较薄处为 4.0mm,室壁运动减弱,见图 2-3-1、ER2-3-1。

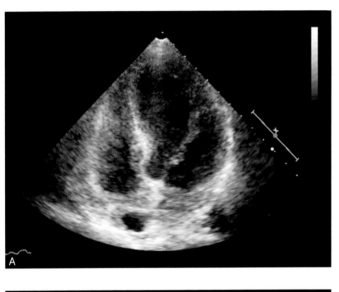
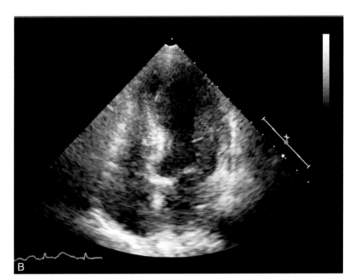
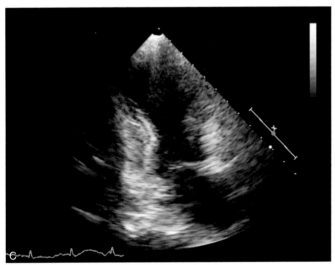
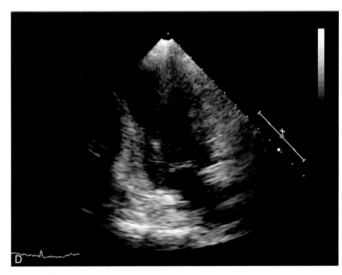

图 2-3-1　常规超声图像
A、B、C、D. 左心室间隔心尖、前壁心尖、侧壁心尖和下壁心尖室壁变薄

ER2-3-1　常规超声图像

3. 超声造影图像 左心声学造影图像见，左心室 17 节段心肌心内膜显示清晰，左心室室壁靠近心尖段和心尖帽运动弥漫性减弱，呈"章鱼样"改变，见图 2-3-2、图 2-3-3 和 ER2-3-2。

4. 左心声学造影诊断要点

（1）左心室心尖部球形增大：左心室增大，心尖部明显，呈球形样变，伴有左心室中段至心尖段运动减弱。

（2）心底部室壁运动增强：心尖球形样变，心底部运动增强，呈"章鱼样"改变。

（3）暂时性左心室收缩功能障碍：左心声学造影可准确评估左心室收缩功能，并能在左心腔造影剂的背景下清晰实时动态地显示左心室心尖部收缩和舒张运动时呈球形"章鱼样"改变。

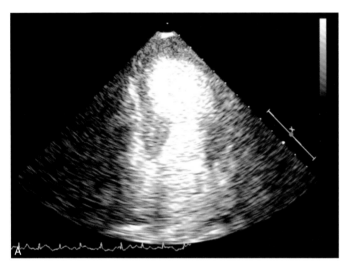
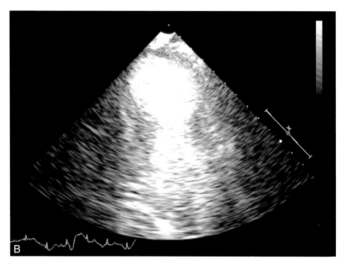

图 2-3-2 超声造影图像

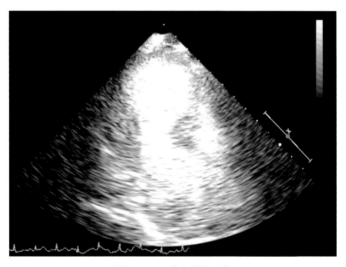

图 2-3-3 "章鱼样"改变

ER2-3-2 超声造影图像

5. 其他检查 冠状动脉造影＋左心室造影，冠状动脉造影提示左前降支、左回旋支和右冠状动脉正常。左心室造影提示左心室呈烧瓶样改变，心尖部搏动减弱，诊断考虑应激性心肌病，见图2-3-4、ER2-3-3。

6. 鉴别诊断 应激性心肌病主要与冠心病相鉴别，鉴别要点是：应激性心肌病左心室收缩功能障碍是暂时性的，室壁运动异常超过单支冠状动脉供血范围，应激性心肌病好发于绝经后女性，且多发生于精神、情绪或躯体等应激性因素后，冠状动脉造影无阻塞性病变；冠心病左心室收缩功能经短期治疗后不能缓解，室壁运动异常位于冠状动脉及其分支供血范围内，冠状动脉造影可见冠状动脉管腔狭窄或闭塞。但应注意应激性心肌病合并冠心病的情况。按梅奥诊所诊断标准，诊断应激性心肌病需满足以下4条：

（1）暂时性左心室收缩功能障碍（运动功能减退、动力障碍等）。室壁运动异常通常是节段性的，范围超过单支冠状动脉供血范围。

（2）无阻塞性冠状动脉疾病或血管造影不存在急性斑块破裂的证据。如果发现冠状动脉疾病，仍可做出诊断，前提是室壁运动异常不在冠状动脉疾病范围内。有此例外是因为一些应激性心肌病患者合并冠状动脉疾病。

（3）心电图出现新的异常（ST段抬高和／或T波倒置），或心肌肌钙蛋白轻度升高。

（4）无嗜铬细胞瘤或心肌炎。

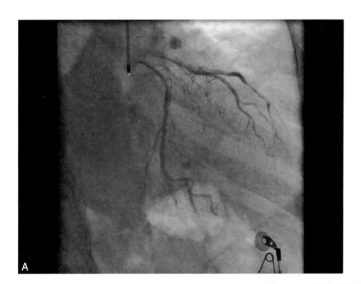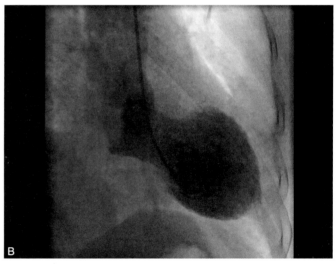

图2-3-4 冠状动脉造影＋左心室造影
A. 冠状动脉造影；B. 左心室造影

ER2-3-3 冠状动脉造影＋左心室造影
A. 冠状动脉造影；B. 左心室造影

第四节 左心房黏液瘤

（一）病例一

1. 病史概要 男性，51 岁，活动后胸闷、气促 4 个月余，头晕伴左侧肢体麻木 10 余天。查体二尖瓣听诊区可闻及舒张期杂音。

2. 常规超声图像 常规超声图像见左心房内实性占位，大小约 70mm×38mm×21mm，形态不规则，远端分叶，附着于房间隔中下份，瘤蒂距二尖瓣前瓣环约 11mm，瘤体活动度大，随二尖瓣开闭往返于左心房、左心室之间，见图 2-4-1、ER2-4-1。

3. 超声造影图像 左心腔声学造影，左心房内可见范围 65mm×40mm 的充盈缺损区，心肌灌注显像：该充盈缺损区可见造影剂低灌注，高能量爆破（flash）后同样为低灌注，见图 2-4-2、ER2-4-2。

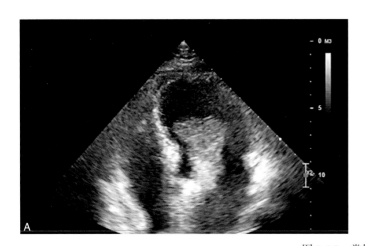 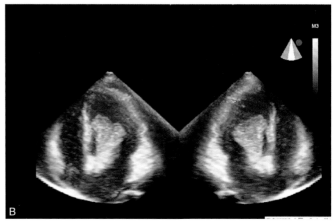

图 2-4-1 常规超声图像
A. 二维超声示左心房实性占位，其蒂附着于房间隔；B. 三维超声示左心房实性占位

ER2-4-1 常规超声图像

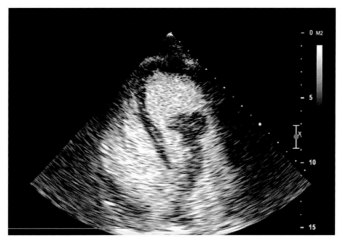

图 2-4-2 左心声学造影
左心房充盈缺损区可见造影剂低灌注

ER2-4-2 左心声学造影

4. 超声造影诊断要点 二维超声显示实性占位带蒂,蒂附着于房间隔上。实性占位结构松软,呈分叶状,并随心动周期跨过二尖瓣口,在左心房和左心室之间来回甩动。左心腔声学造影显示实性占位为充盈缺损区,心肌灌注显像显示该实性占位为低灌注,结合患者有脑梗死病史,提示心脏良性占位,左心房黏液瘤可能性大。

5. 其他检查 外院头部 MRI:脑干、双侧丘脑、左枕叶、右海马区、左胼胝体压部及侧脑室体旁多发急性或亚急性脑梗死,DWI 高信号。双侧半卵圆中心区多发性腔隙性梗死、脑缺血灶。

术中大体病理:左心房占位大小约 7cm×4cm,形态不规则,蒂宽 1.5cm,附着于房间隔中份。病理提示黏液瘤,见图 2-4-3。

(二)病例二

1. 病史概要 女性,64 岁,反复胸闷、胸痛 5 个月,发现血压高 30 年,无大汗、左肩部及背部疼痛,无心悸、气促、无活动耐量下降等。心电图提示:正常心电图。

2. 常规超声图像 常规超声心动图显示左心房内范围为 36mm×36mm 的稍高回声,内部回声均匀,边界尚清,基底部较宽,附着于房间隔中段左心房面,随心脏舒缩略微移动,见图 2-4-4、ER2-4-3。

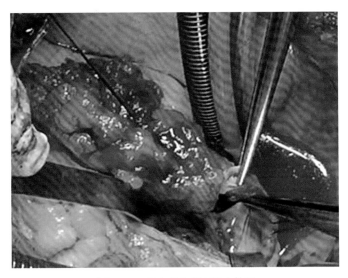

图 2-4-3　术中左心房占位大体图

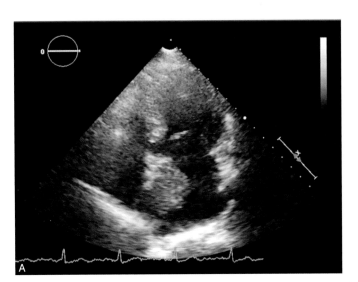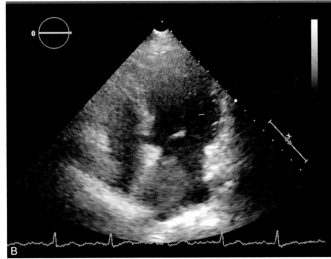

图 2-4-4　常规超声图像

ER2-4-3　常规超声图像

3. 超声造影图像　左心腔声学造影显示左心房内范围 39mm×40mm 的充盈缺损区；超声心肌灌注显像显示，该充盈缺损区为低灌注，高能量"flash"后同样为低灌注，见图 2-4-5、ER2-4-4。

4. 超声造影诊断要点　①左心房内可见团块状或椭圆形的充盈缺损区，边界清楚，有蒂，多数附着在房间隔卵圆窝处，活动度大，舒张期进入左心室填塞二尖瓣口，收缩期退回左心房，随心动周期来回运动；②超声心肌灌注显像显示多为低灌注，高能量"flash"后同样为低灌注，部分内部有钙化灶或囊性变的肿瘤呈不均匀增强，

见图 2-4-6、ER2-4-5。

5. 其他检查　病理提示：黏液瘤，见图 2-4-7。

6. 鉴别诊断　左心房黏液瘤需与血栓、恶性占位鉴别。血栓发生多有基础病变，血栓基底部较宽，极少有蒂，多数无活动度，心肌灌注显像常显示为无灌注；黏液瘤通常经蒂附着于房间隔上，并随心动周期在左心房和左心室间来回甩动，可有分叶，超声心肌灌注显像显示为低灌注；而心脏恶性占位（如肉瘤）表现为形态不规则的团块状不均匀回声，边缘不清楚，活动度差，心肌灌注显像显示为高灌注。

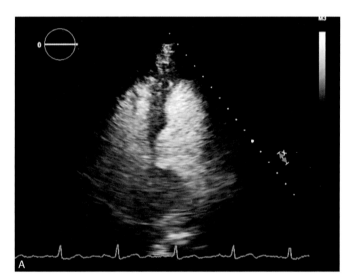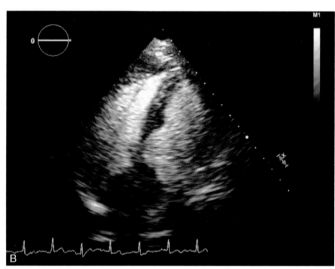

图 2-4-5　左心声学造影
A. LVO 条件下造影图像；B. MP 条件下造影图像

ER2-4-4　左心声学造影

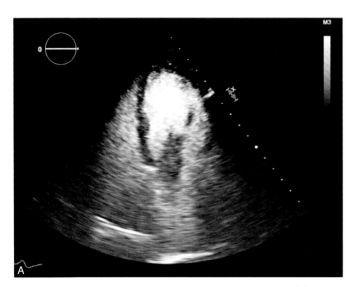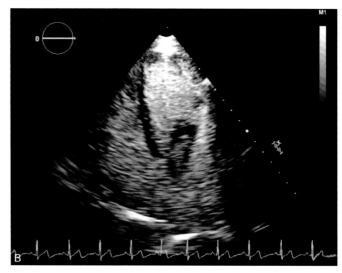

图 2-4-6　左心声学造影
A. LVO 条件下造影图像可见椭圆形的充盈缺损区,舒张期进入左心室填塞二尖瓣口;B. MP 条件下造影图像为低灌注

ER2-4-5　左心声学造影

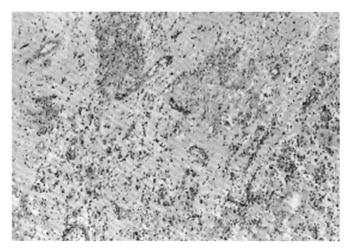

图 2-4-7　病理图像

第五节　心腔内血栓

一、左心腔内血栓

1. 病史概要　男性,47岁,自诉既往9年前发现左心室占位,具体诊断未明确,间断有心悸不适,偶有胸闷,无胸痛,无头晕、头痛等不适。查体心律不齐,可闻及早搏,心音低钝,未闻及明显病理性杂音,双下肢无水肿。

2. 常规超声图像　常规超声图像见左心室靠心尖部范围约39mm×18mm的稍高回声区,基底部宽,附着于左心室心尖部,运动不活跃,见图2-5-1、ER2-5-1。

3. 超声造影图像　左心声学造影见,左心室内见范围约34mm×24mm的充盈缺损区,基底附着于左心室前壁;心肌灌注显像显示,该充盈缺损区未见灌注,高能量"flash"后,同样呈无灌注区,见图2-5-2、ER2-5-2。

4. 超声造影诊断要点　左心声学造影表现为心腔内的椭圆形或不规则形的充盈缺损区,与心室壁附着面大、基底部较宽,基本无运动,心肌灌注显像条件下无灌注,高能量"flash"后同样未见再灌注,见图2-5-3、ER2-5-3。

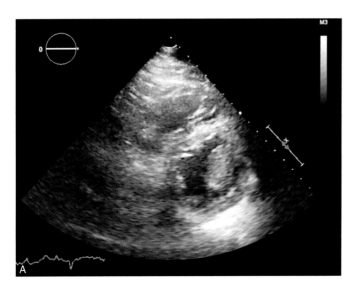 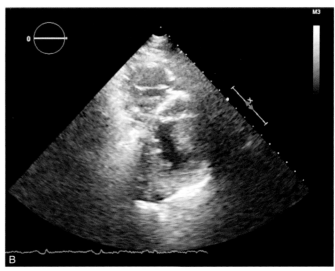

图 2-5-1　常规超声图像

ER2-5-1　常规超声图像

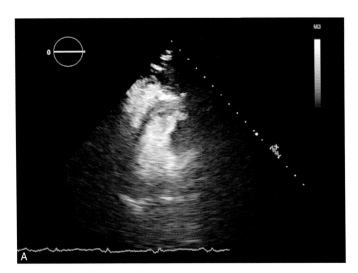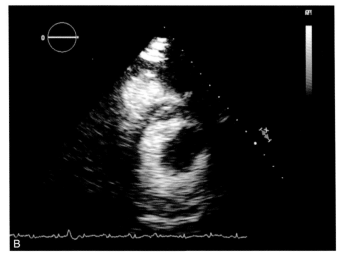

图 2-5-2　左心声学造影
A、B. 左心声学造影图像

ER2-5-2　左心声学造影
A. LVO 条件下造影图像；B. MP 条件下造影图像

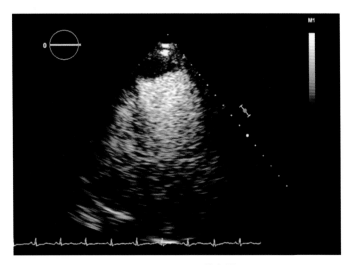

图 2-5-3　左心声学造影

ER2-5-3　左心声学造影

二、右心血栓

1. **病史概要** 女性,38 岁,反复四肢、颜面部水肿 1 年余。于外院诊断为室上性心动过速、心房扑动、心房颤动,行射频消融术(具体不详)。心电图提示:窦性心动过速;频发房性早搏(部分未下传);ST-T 改变;N 端脑钠肽前体(NT-proBNP):982.5pg/ml。

2. **常规超声图像** 心尖四腔心:右心房侧壁及顶壁见范围约 50mm×44mm 的实性回声,活动度不明显,CDFI:其内未见明显血流信号,见图 2-5-4、ER2-5-4。

3. **超声造影图像** 左心声学造影显示,右心房侧壁靠房顶部可见范围约 43mm×33mm 的充盈缺损区;心肌灌注显像显示,该充盈缺损区未见造影剂灌注,"flash"后仍为无灌注,上、下腔静脉可见段可见造影剂充盈,见图 2-5-5、ER2-5-5。

4. **超声造影诊断要点** 左心声学造影表现为右心房侧壁靠心房顶部的充盈缺损区;心肌灌注显像显示,该充盈缺损区为无灌注,高能量"flash"后仍为无灌注,上、下腔静脉可见段可见造影剂充盈。

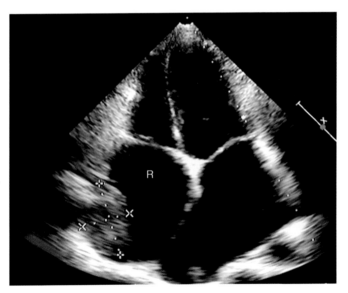

图 2-5-4 常规超声图像

ER2-5-4 常规超声图像

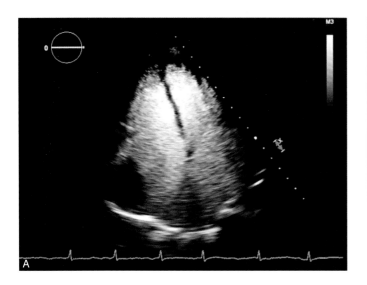
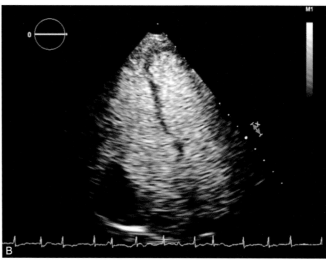
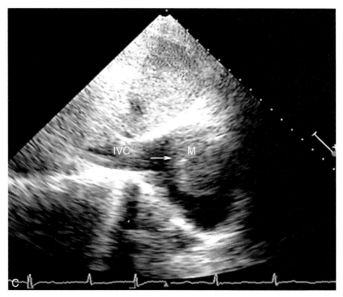

图 2-5-5　左心声学造影
A. LVO 条件下心尖四腔心；B. MP 条件下心尖四腔心；C. 剑突下切面
IVC：下腔静脉；M：肿块

ER2-5-5　左心声学造影
A. LVO 条件下心尖四腔心；B. MP 条件下心尖四腔心；C. 剑突下切面

5. 其他检查　病理结果提示:(右心房肿物)为附壁血栓(混合血栓),见图 2-5-6。

6. 鉴别诊断　心腔内血栓常常需与黏液瘤相鉴别,由于血栓无血供,而黏液瘤存在少量血供,左心声学造影的心肌灌注显像技术来鉴别,一般情况下血栓的超声心肌灌注显像为无灌注,而黏液瘤为低灌注;血栓与心脏转移性肿瘤的主要鉴别点在于,血栓无灌注,而转移性肿瘤高灌注,且转移性肿瘤有原发灶。另外,左心室心尖部血栓须与心尖部明显增厚时相鉴别,心尖部增厚时超声心肌灌注显像为与心肌灌注强度类似的表现,而左心室心尖部血栓无灌注。

三、左心耳血栓

1. 病史概要　女性,80 岁,胸闷不适多年,ECG 提示:心房颤动。拟行左心耳封堵术。

2. 常规超声图像　常规经胸超声图像见左心房和右心房增大。肺动脉增宽,肺动脉收缩压中度增高,三尖瓣重度反流,二尖瓣中度反流。经食管超声心动图,各个角度图像见左心耳内血流淤滞,左心耳内可见条状稍高回声,周边未见明显低回声,见图 2-5-7、ER2-5-6。

3. 超声造影图像　经食管超声心动图左心声学造影检查见,左心耳内血流淤滞,左心耳内可见条状稍高回声,其周边左心耳入口处可见范围约 10mm×9mm 的充盈缺损区,该充盈缺损区内可见少量造影剂显影,左心耳深面未见明显造影剂充盈,考虑左心耳内新鲜血栓形成,见图 2-5-8、ER2-5-7。

4. 超声造影诊断要点　心房颤动患者左心耳内血流淤滞,或者自发显影比较明显与血栓鉴别困难时,左心腔声学造影如果显示为造影剂充盈缺损区,考虑新鲜血栓形成。

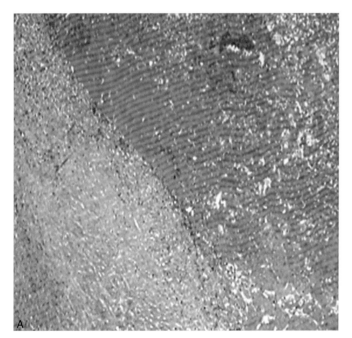
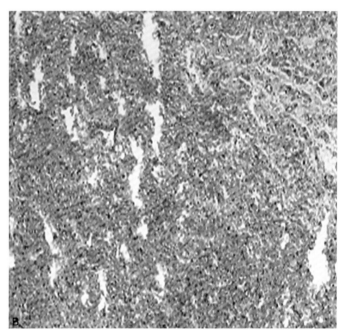

图 2-5-6　病理图像
A、B. 右心房肿物为附壁血栓(混合血栓)

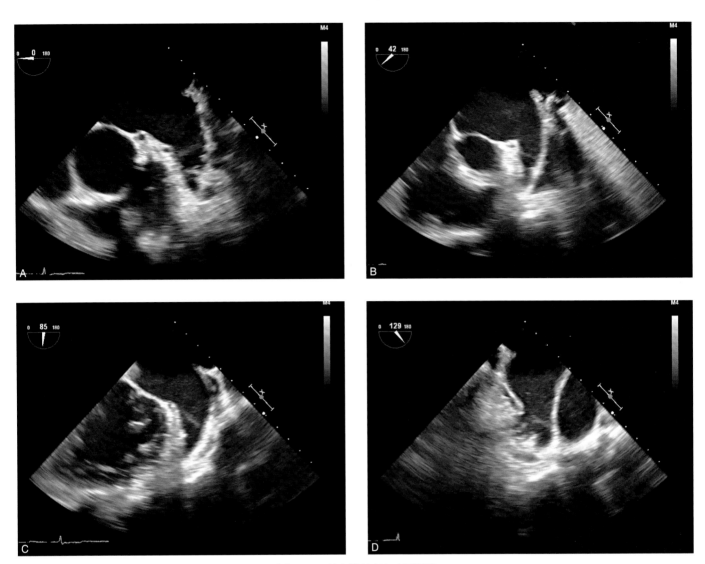

图 2-5-7　经食管超声心动图图像

经食管超声心动图各个角度（A. 0°；B. 42°；C. 85°；D. 129°）可见左心耳内血流淤滞，其内条状稍高回声，周边未见明显低回声

ER2-5-6　经食管超声心动图图像

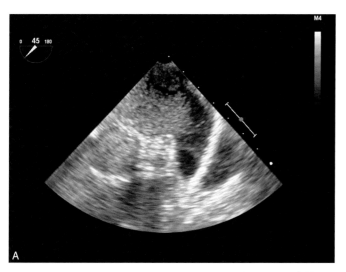
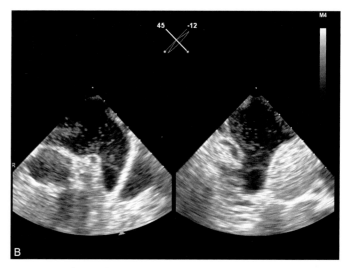

图 2-5-8　经食管超声心动图左心声学造影图像

左心耳内血流淤滞（自发显影），左心耳内可见条状稍高回声，其周边左心耳入口处可见充盈缺损区，该充盈缺损区内偶可见少量造影剂显影，左心耳深面未见明显造影剂充盈

ER2-5-7　经食管超声心动图左心声学造影图像

5. 鉴别诊断　左心耳血栓应与单纯血流淤滞、粗大的梳状肌相鉴别。单纯的左心耳血流淤滞在常规超声上常表现为细点状回声的自发显影，与部分新鲜血栓鉴别有一定的困难，左心腔声学造影有利于二者的鉴别，左心腔声学造影显示左心耳内（包括自发显影区域）有造影剂灌注，提示为左心耳血流淤滞，如果左心耳内出现造影剂充盈缺损区，则诊断为左心耳血栓，见图 2-5-9、ER2-5-8。另外，粗大的梳状肌与左心耳血栓的鉴别诊断也是临床难点，结合二维超声梳状肌的走行和分布，应用超声心肌灌注显像有助于二者的鉴别诊断，粗大的梳状肌经过高能量"flash"后会有造影剂的灌注和再灌注，而血栓没有造影剂灌注。

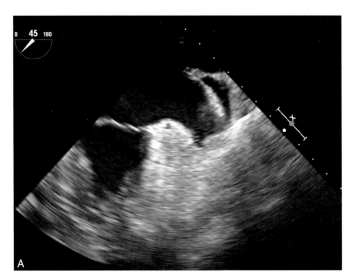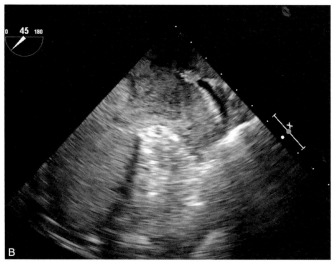

图 2-5-9　经食管超声心动图左心声学造影图像

A. 常规超声；B. 左心声学造影：左心耳内血流淤滞（自发显影），左心耳内未见造影剂充盈缺损区

ER2-5-8　经食管超声心动图左心声学造影图像

左心声学造影，左心耳内血流淤滞（自发显影），左心耳内未见造影剂充盈缺损区

第六节　左心室心尖肥厚、肥厚型心肌病的诊断及消融术后疗效评价

一、左心室心尖肥厚

1. 病史概要　女性,17岁,心前区不适一年余,无心前区疼痛及压榨感,无心悸、气促等。心电图提示:窦性心律;ST-T改变:T波倒置,V_2~V_6呈R波。

2. 常规超声图像　常规超声图像室壁厚度未见明显增厚、变薄,运动未见明显节段性异常,见图2-6-1、ER2-6-1。

3. 超声造影图像　左心声学造影见心尖部弥漫性增厚,回声不均匀,较厚处20.4mm,室间隔较厚处18.6mm;心尖部心肌灌注较其他节段稍有减弱,见图2-6-2、ER2-6-2。

4. 其他检查　心脏MRI提示:电影图像提示左心室心尖室壁明显增厚,最厚处17.9mm;延迟强化扫描图像提示肥厚的心肌未见明显强化影,见图2-6-3。

冠状动脉造影和左心室造影提示:前降支中远段心肌桥(管腔狭窄率30%);回旋支及右冠状动脉造影未见异常;左心室造影:左心室腔增大。

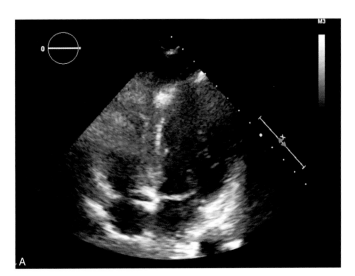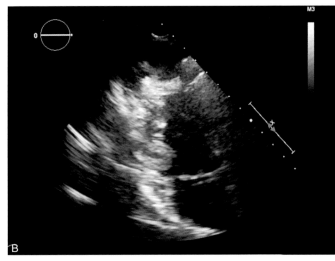

图2-6-1　常规超声图像
A. 心尖四腔心;B. 心尖两腔心

ER2-6-1　常规超声图像

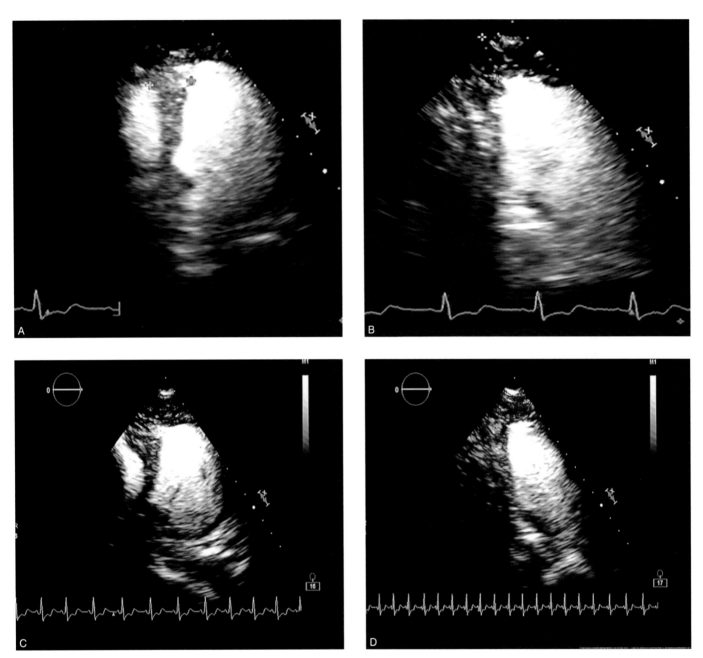

图 2-6-2　左心声学造影
A、B. LVO 条件下造影图像；C、D. MP 条件下造影图像

ER2-6-2　左心声学造影

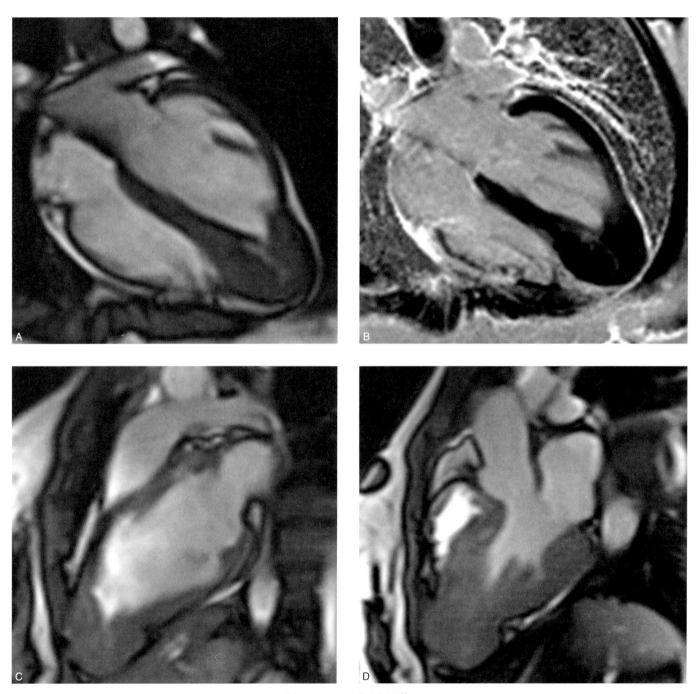

图 2-6-3 心脏磁共振图像
左心室间壁明显增厚

二、心尖肥厚型心肌病

(一)病例一

1. 病史概要 患者男性,58岁,发现血压升高6年,劳力性胸闷、胸部隐痛5年,加重1周,无心悸,无头昏、头痛,无恶心、呕吐等。心电图提示:运动平板试验(+)。

2. 常规超声图像 常规超声图像,心尖两腔可见左心室前壁中段至心尖段和左心室后壁的心尖段弥漫性增厚,CDFI:心尖段收缩期呈细线状血流,左心室心尖部V_{max}=3.6m/s,峰值压差53mmHg,见图2-6-4、ER2-6-3。

3. 超声造影图像 左心声学造影见,心尖两腔心切面,左心室前壁心尖段厚约19.1mm,左心室后壁心尖段厚约16.1mm;三腔心切面,前间隔心尖段17.2mm,后侧壁心尖段16.4mm,左心室乳头肌段至心尖段心腔血流呈细线状改变。心尖帽可见心肌结构稀疏,有部分造影剂充填,见图2-6-5、ER2-6-4。

4. 超声造影诊断要点 ①心尖肥厚型心肌病心尖部室壁明显增厚,一般厚度≥15mm,有明确家族史的,室壁厚度≥13mm亦可诊断;②左心室收缩期心尖收缩使得心尖部左心室腔明显狭窄,甚至几乎完全闭塞;③左心室流出道一般未见狭窄,左心室与主动脉连续测差无压力阶差;见图2-6-6、ER2-6-5。

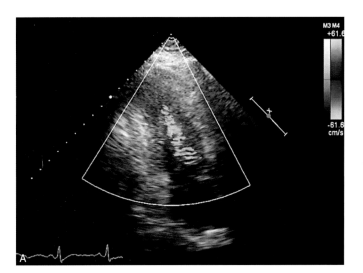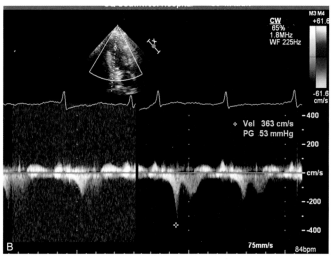

图2-6-4 常规超声图像
A. 左心室心尖段彩色多普勒图像;B. 连续多普勒血流图像

ER2-6-3 常规超声图像

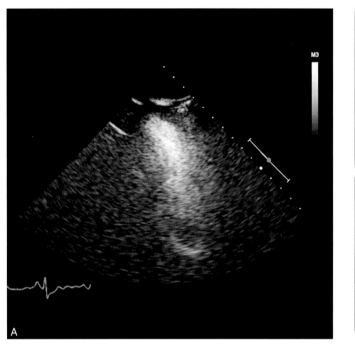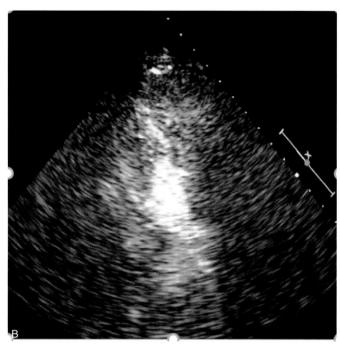

图 2-6-5　左心声学造影

A. LVO 条件下左心声学造影图像；B. MP 条件下左心声学造影图像

ER2-6-4　左心声学造影

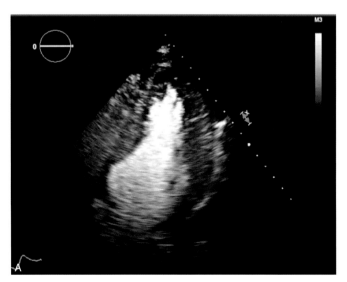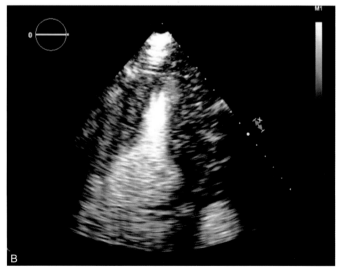

图 2-6-6　左心超声造影

A. LVO 条件下左心超声造影图像；B. MP 条件下左心超声造影图像

ER2-6-5 左心声学造影

5. 其他检查 心肌核素显像提示：静息及负荷时心尖部可见缺血改变，见图2-6-7。

（二）病例二

1. 病史概要 女性，71岁，阵发心悸2个月余，就诊时测量血压135/90mmHg。

2. 常规超声图像 常规超声图像，心尖四腔心切面，肋间隙窄，图像干扰重，左心室心内膜清晰度显示不满意，心尖部心肌似有增厚，申请左心声学造影进一步检查，见图2-6-8、ER2-6-6。

3. 超声造影图像 左心腔声学造影见，造影剂于左心腔内充分显影后，心内膜界面清晰可辨，有利于评估心尖肥厚型心肌病，测量和准确评估心尖部心肌肥厚程度，同时判断局部心肌有无变薄、向外突出，排除合并心尖部室壁瘤形成等风险较高的并发症，见图2-6-9、ER2-6-7。

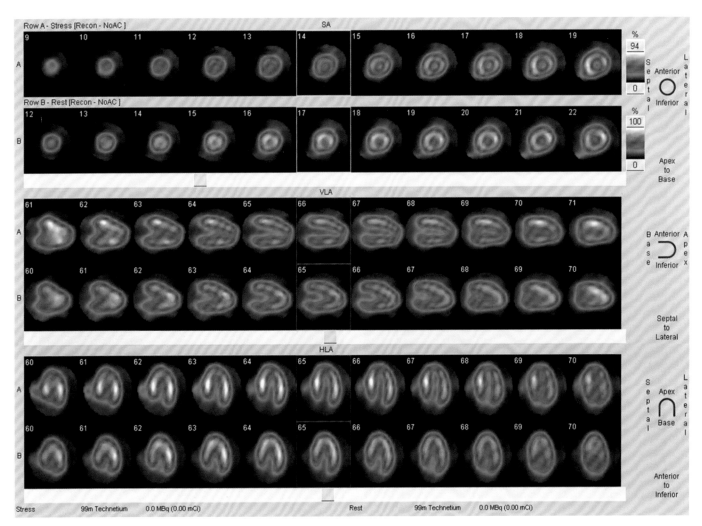

图 2-6-7 心肌核素显像

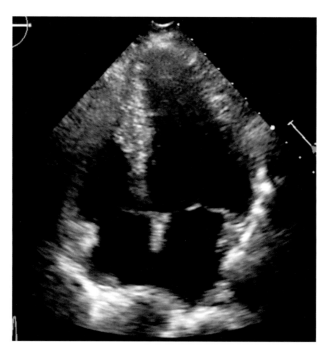

图 2-6-8 常规超声图像
心尖四腔心切面心尖部心内膜面显示不满意

ER2-6-6 常规超声图像

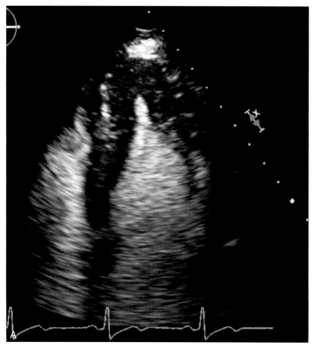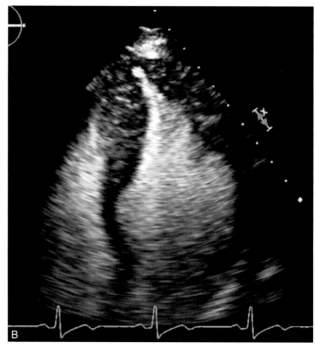

图 2-6-9 左心声学造影
A. 收缩期左心室心尖部心肌；B. 舒张期左心室心尖部心肌增厚

ER2-6-7　左心声学造影

三、肥厚型心肌病合并室壁瘤

1. **病史概要**　女性,65 岁,胸闷不适 2 个月余。

2. **常规超声图像**　常规超声图像,左心室长轴观,左心室壁明显增厚,SAM 征阳性,左心室流出道及左心室中段血流加速。静息状态下左心室流出道局部流速约:V_{max}=2.4m/s,P_{max}=22mmHg;左心室中段局部流速约:V_{max}=1.7m/s,P_{max}=12mmHg,见图 2-6-10、ER2-6-8。

3. **超声造影图像**　左心声学造影见,超声造影剂于左心腔内充分显影后,心内膜界面清晰可辨,有利于左心室各室壁厚度的评估准确,同时于心尖部可见一大小约 5mm×4mm 的造影剂充填,收缩期略向外膨出,且该处室壁较薄,约 2mm,见图 2-6-11、ER2-6-9。

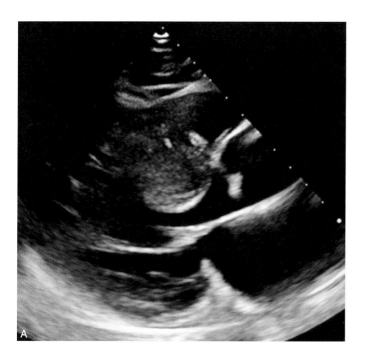

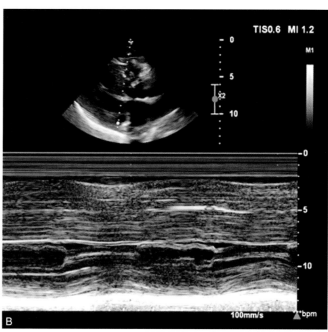

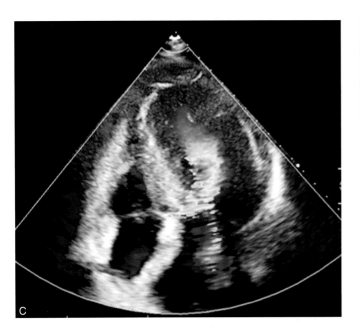

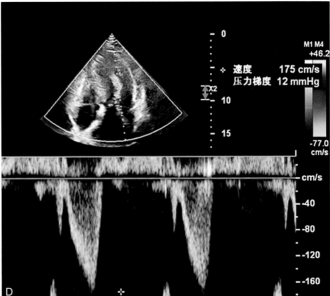

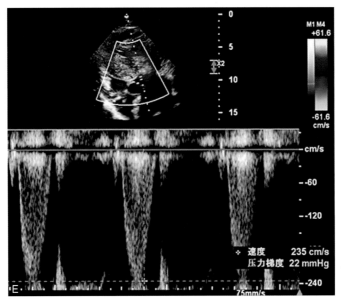

图 2-6-10　常规超声图像

A. 左心室壁明显增厚；B. 二尖瓣前叶 M 型超声 SAM 征阳性；C. CDFI：左心室流出道及左心室中段血流呈"花彩"；D. 左心室中段频谱多普勒局部流速增快；E. 左心室流出道频谱多普勒局部流速增快

ER2-6-8　常规超声图像

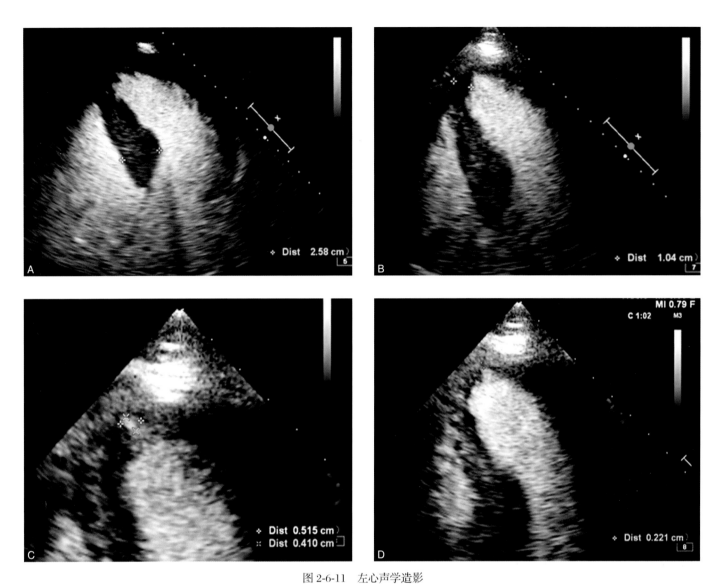

图 2-6-11 左心声学造影

A. 心尖四腔心舒张期左心室壁增厚；B. 舒张期左心室心尖部室壁不厚；C. 心尖部局部瘤样膨出，可见造影剂灌注；D. 瘤样膨出局部心室壁变薄

ER2-6-9 左心声学造影

4. 超声造影诊断要点 当怀疑肥厚型心肌病但心尖部图像不清晰时,可行超声造影检查,有利于清晰评估心尖部特别是心尖帽的厚度和形态。心尖肥厚型心肌病,超声造影图像心尖部心肌室壁显著增厚,左心室在舒张期呈"黑桃心"样改变。

心尖部室壁瘤是左心室梗阻性肥厚型心肌病易合并发生的情况,其形成与左心室中部肥厚梗阻导致的左心室腔内压力升高有关:室壁压升高后导致心尖部心肌压力负荷增加,局部冠状动脉灌注减少,心肌缺氧,运动能力下降,导致室壁瘤形成。心尖肥厚型心肌病也可引起心尖部室壁瘤形成。超声造影可观察到心尖部室壁瘤腔内造影剂充填,收缩期可略向心外突出。

5. 鉴别诊断 ①心尖部显示不清:左心室心尖部位于图像近场,分辨率较低,影响心尖结构的清晰显示。在不能完全确定或排除心尖肥厚型心肌病时,应行超声造影检查,有利于评估心尖部和心尖帽形态和室壁厚度。心尖无显著增厚的患者,超声造影后心腔内造影剂灌注良好,心内膜面显示清晰,室壁无明显增厚。②心肌致密化不全:心肌致密化不全超声表现为多发肌小梁,小梁间为明显隐窝,且致密心肌较薄。心肌致密化不全常发生在心尖部,而常规超声图像近场分辨率较低,心尖部心肌致密化不全常表现为类似于增厚的心肌。但是左心声学造影能很好地区分二者,超声造影剂可向心肌致密化不全的肌小梁及其隐窝内充填,将肌小梁与深陷的隐窝清晰显示,从而与肥厚心肌相鉴别。需要注意的是,部分肥厚型心肌病可伴发心肌致密化不全。③心尖部血栓形成:心尖部血栓在左心腔声学造影中表现为心尖部充盈缺损区,心肌灌注显像表现为无增强,病变部位收缩功能减弱,结合病史等有利于与心尖部肥厚心肌相鉴别。

四、肥厚型心肌病消融术后疗效评价

1. 病史概要 男性,20岁,1年前患者劳累后出现胸痛伴胸闷,大约持续10~12s,休息后缓解,夜间可平卧入睡。1年前于外院诊断为肥厚型心肌病,未进行治疗,4天前胸闷症状较前加重。既往无高血压病史。无家族性遗传病史。

2. 常规超声图像 常规超声图像见左心室壁不均匀性增厚,以室间隔中间段显著,较厚处约37mm,增厚心肌回声增粗、增强,搏动僵硬。左心室流出道梗阻,峰值压差73mmHg。左心室内径相对较小,左心室舒张功能下降。患者行超声引导下经皮心肌内室间隔射频消融术,术后即刻左心室流出道峰值压差降至17mmHg,见图2-6-12、图2-6-13和图2-6-14。

3. 超声造影图像 左心声学造影,术前显示增厚室间隔心肌造影剂灌注基本正常,心肌厚度及心内膜显示清晰,见图2-6-15。患者行超声引导下经皮心肌内室间隔射频消融术。术后即刻左心声学造影显示室间隔消融

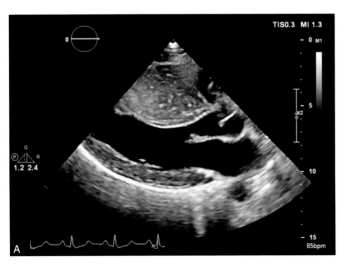
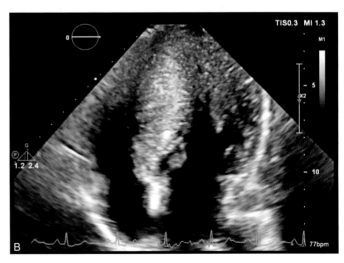

图 2-6-12 常规超声图像
A. 左心室长轴观室间隔明显增厚;B. 心尖四腔心室间隔增厚

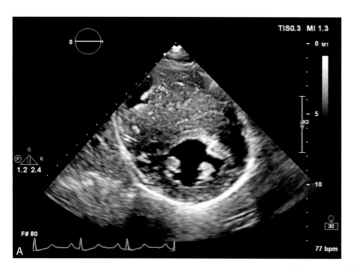
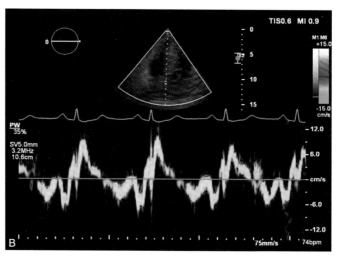

图 2-6-13　常规超声图像

A. 左心室短轴中间段心肌增厚；B. TDI：左心室弛张功能下降

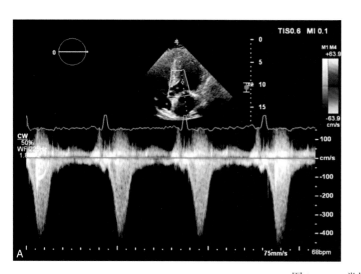
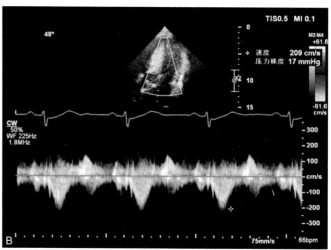

图 2-6-14　常规超声图像

A. 术前左心室流出道峰值压差 73mmHg；B. 术后即刻左心室流出道峰值压差降至 17mmHg

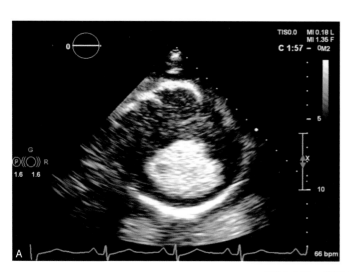
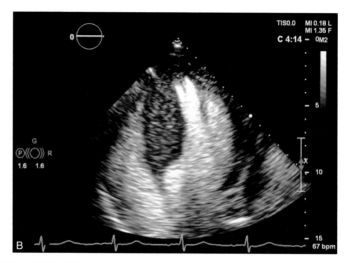

图 2-6-15　消融术前左心声学造影

A. 左心室短轴中间段显示增厚心肌造影剂灌注；B. 心尖四腔心切面显示心肌造影剂灌注

区灌注缺损,即室间隔基底段、中间段心肌组织经过射频消融后局部呈"黑洞"(充盈缺损),即为消融范围,见图 2-6-16。

4. 超声造影诊断要点 肥厚型心肌病(HCM)是一种以心肌肥厚为特征的常染色体显性遗传性心肌疾病,其诊断标准为左心室心肌的某个或者多个节段室壁厚度≥15mm,且心肌厚度的增加并非完全因为心脏负荷异常(高血压、主动脉瓣狭窄、主动脉缩窄等疾病)。超声引导下经皮心肌内室间隔射频消融术是针对肥厚的心肌进行微创消融治疗,它是一种新的介入治疗方式。左心声学造影可以全面评估室壁肥厚的程度和累及范围,增加左心室容积和射血分数测量的准确性。对于心内膜显示不清的病例及特殊类型的肥厚型心肌病如心尖肥厚型心肌病,应进行左心声学造影提高心内膜辨识度以明确诊断。心尖肥厚型心肌病相关的并发症如心尖室壁瘤和血栓,或肥厚型心肌病合并乳头肌变异或肥大等情况,左心声学造影亦可提高诊断的准确性。心肌

声学造影可以评价消融后坏死心肌局部的血流灌注情况,术后即刻观察有效消融范围,为手术疗效提供客观依据。

5. 其他检查 心脏 MRI 提示:左心室室间隔明显增厚(约 30~37mm),静脉注入造影剂后,心肌首过灌注未见明显异常,延迟增强,增厚室间隔肌壁间见斑片状高信号影,提示室间隔心肌纤维化。

6. 鉴别诊断 有多种病理性和生理性因素可以导致心室壁心肌肥厚,临床诊断 HCM 前需结合常规超声心动图和相关病史、体格检查排除其他心血管疾病或系统性疾病。与高血压性心肌肥厚鉴别:长期高血压患者心脏后负荷增加导致心肌增厚,常表现为左心室弥漫性、对称性肥厚。与主动脉瓣狭窄或主动脉缩窄鉴别:可引起心脏后负荷增加导致心肌发生代偿性增厚。与运动性心肌肥厚鉴别:长期高负荷运动可使左心室对称性肥厚,左心室舒张功能多正常,二尖瓣瓣环运动多正常或增强,运动停止后心肌肥厚可改善。

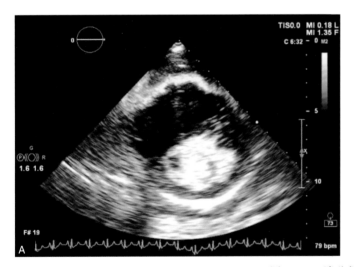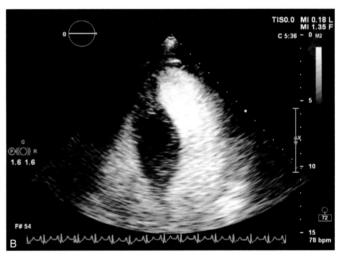

图 2-6-16 消融术后左心声学造影
A. 左心室短轴中间段显示造影剂充盈缺损区域;B. 心尖四腔心切面显示造影剂充盈缺损区域

第七节 心肌致密化不全

（一）病例一

1. 病史概要 男性 60 岁，发作性胸闷喘息半个月。查体血压 120/80mmHg。有糖尿病，无高血压、心脏病史，无脑血管疾病病史。

2. 常规超声图像 常规超声图像，心尖四腔心切面显示左心室增大，左心室壁搏动幅度弥漫性减弱，左心室侧壁中间段及心尖段心内膜肌小梁增多，见图 2-7-1。

3. 超声造影图像 左心声学造影，心尖四腔心切面，左心室侧壁中间段、心尖段及心尖帽区域可见肌小梁结构排列呈栅栏状，肌小梁之间的隐窝与心腔相通，内可见造影剂充填。非致密心肌厚度 / 致密心肌厚度大于 2，见图 2-7-2。

4. 超声造影诊断要点 心肌致密化不全，又称海绵样心肌或心肌窦状隙持续状态，是一种非单一遗传因素所致的心肌病。

Jenni 诊断标准：

（1）不存在其他的心脏畸形（孤立性心肌致密化不全）。

（2）二维超声心动图可见非致密化心肌与致密化心肌呈典型的两层不同的心肌回声，二者间呈现为深陷的肌隐窝，舒张末期非致密化心肌厚度与致密化心肌厚度比值 >2。

（3）病变区域主要位于心尖部（80%）、侧壁和下壁。

（4）彩色多普勒可测及深陷隐窝之间有血流灌注并与心腔相通，而不与冠状动脉循环相通。

左心声学造影可清晰显示心腔内膜边界，有助于提高心肌致密化不全诊断准确率。造影剂进入肌小梁间的隐窝中，可清晰显示致密化心肌与非致密化心肌层的厚度比例，明确非致密化心肌与致密化心肌的分界，判断非致密化心肌累及范围。左心声学造影对左心室心尖、中间段侧后壁显示情况明显优于常规超声心动图，可清晰、直观地显示心内膜病变，为心肌致密化不全诊断提供更多信息，同时对心腔内伴发血栓等的检出有重要价值。

5. 其他检查 心脏 MRI 提示：左心增大，左心室各室壁收缩及舒张运动减弱。左心室侧壁中间段、心尖段和心尖帽心肌分为两层，内层呈蜂窝状改变，局部内层心肌与外层心肌厚度比值 >2.3，见图 2-7-3。

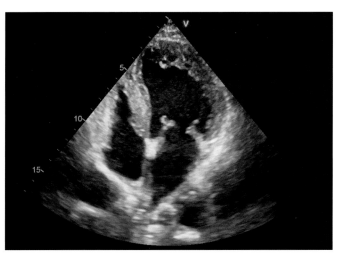

图 2-7-1 常规超声图像
心尖四腔心切面显示左心室侧壁中间段及心尖段心内膜肌小梁增多

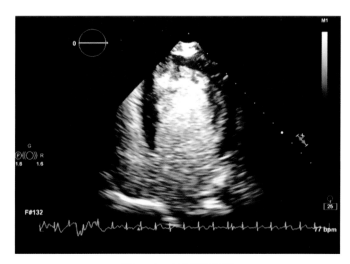

图 2-7-2 左心声学造影
左心声学造影后可清晰显示心内膜，区分致密心肌和非致密心肌厚度

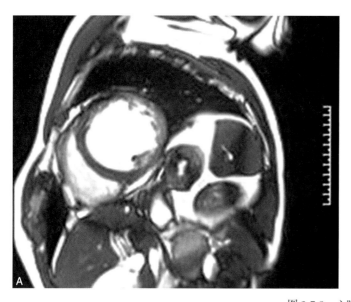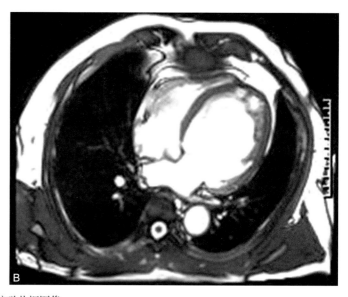

图 2-7-3　心脏磁共振图像

A. 短轴层面显示左心室侧壁中间段心肌结构；B. 心尖四腔心切面显示左心室侧壁中间段、心尖段及心尖帽心肌结构

（二）病例二

1. 病史概要　女性，32 岁，发现心电图异常 3 年，心脏超声异常 7 个月。心电图提示：①窦性心律；②左前分支阻滞；③异常 Q 波。外院超声提示：室间隔增厚（ 19.3mm ）；左心室后壁 7.8mm。

2. 常规超声图像　M 型超声显示，胸骨旁左心室长轴切面依次可观察到 1 区心尖波群、2a 区心室波群、2b区二尖瓣波群、3 区二尖瓣前叶波群、4 区心底波群。二尖瓣前叶呈双峰，后叶反向。主动脉瓣为一六边形盒样曲线；多普勒超声显示，左心室流出道流速 V_{max}=0.8m/s；常规二维超声显示，室壁未见明显局限性变薄及节段运动异常，见图 2-7-4、ER2-7-1。

3. 超声造影图像　左心腔声学造影后左心室 17 节段心内膜显示清晰，能准确测量各个节段的室壁厚度，室间隔下段至心尖部室壁厚 15.9mm，该处心肌呈蜂窝状改变，蜂窝组织内可见造影剂充填，厚 13.0mm。其余心肌内造影剂充填均匀，未见充盈缺损，见图 2-7-5、ER2-7-2。

4. 超声诊断要点　详见病例一。

5. 鉴别诊断　心肌致密化不全需与正常成人的左心室肌小梁、肥厚型心肌病肥厚的乳头肌或腱索、扩张型心肌病代偿性肌小梁增生、心内膜弹力纤维增生症、左心室血栓等疾病鉴别。左心声学造影能清晰显示心内膜和心腔的边界，能有效鉴别致密化不全的心肌、增厚的心肌和心腔内部的血栓，并能准确测量室壁的厚度。扩张型心肌病患者可出现心脏增大，心室壁厚度变薄，内膜光滑，缺乏深陷的间隙；心肌致密化不全患者心室壁节段性双层结构样增厚，内层回声疏松，病变部位运动减弱。心脏负荷增加引起的心室肥厚：肌小梁增粗，室壁增厚呈致密性，心肌功能增强。肥厚型心肌病患者室壁增厚以室间隔致密性增厚多见，心室腔内径正常或缩小，心肌致密化不全以左心室心尖段和中部心腔段受累为主，下壁和侧壁多见。心内膜弹力纤维增生症以婴幼儿多见，心腔呈球形增大，室壁均匀变薄，心内膜增厚，回声增强，光滑连续，病变可累及心瓣膜和各节段心肌。总之，常规超声心动图结合患者病史，并应用左心声学造影技术可准确地显示和评估心内膜、心肌、肌小梁等结构，测量室壁厚度，有利于上述心脏疾病的诊断和鉴别诊断。

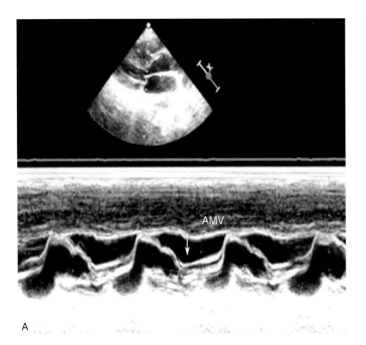

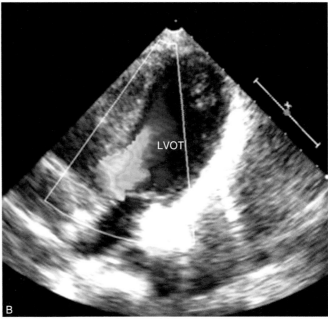

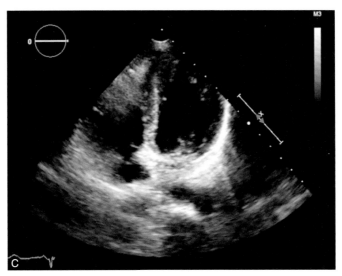

图 2-7-4　常规超声图像

A. M 型超声；B. 左心室流出道彩色多普勒图像；C. 心尖四腔心

AMV：二尖瓣前叶；LVOT：左心室流出道

ER2-7-1　常规超声图像

心尖四腔心切面图像

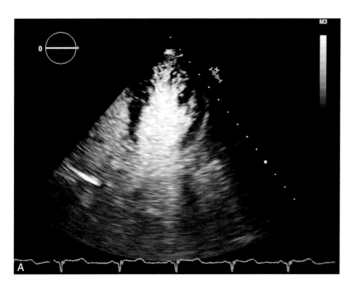
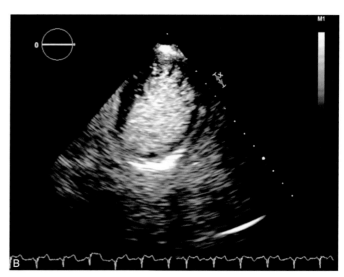

图 2-7-5 左心声学造影
A. LVO 条件下图像；B. MP 条件下图像

ER2-7-2 左心声学造影

第八节 静息状态下心肌灌注显像及定量分析

1. 病史概要 男性,54岁,胸前区疼痛1个月余,加重2天。

2. 常规超声图像 心尖四腔心切面二维图像:室间隔中间段、心尖段及左心室侧壁心尖段室壁运动幅度减小,收缩期室壁增厚率降低,见ER2-8-1。

3. 超声造影图像 心尖四腔心切面心肌声学造影:室间隔基底段及左心室侧壁基底段显示为心肌灌注正常;室间隔中间段及左心室侧壁中间段显示为心肌灌注稀疏;室间隔心尖段及左心室侧壁心尖段显示为心肌灌注缺失,见图2-8-1、图2-8-2和ER2-8-2。

ER2-8-1 常规超声图像

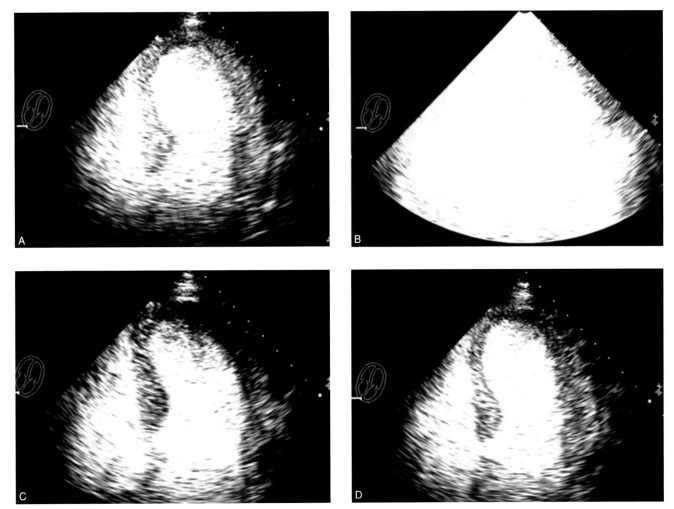

图2-8-1 心尖四腔心切面心肌超声造影图像

A. 高能量"flash"前心肌灌注;B. 高能量"flash"瞬间;C. "flash"后1s心肌灌注情况,室间隔及左心室侧壁心肌灌注稀疏;D. "flash"后5s心肌灌注情况,室间隔基底段及左心室侧壁基底段显示为心肌灌注正常,室间隔中间段及左心室侧壁中间段显示心肌灌注稀疏,室间隔心尖段及左心室侧壁心尖段显示心肌灌注缺失

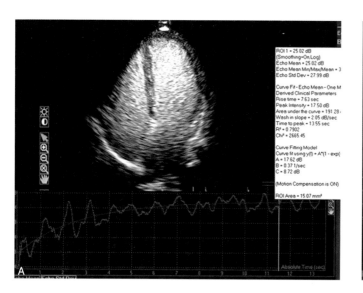
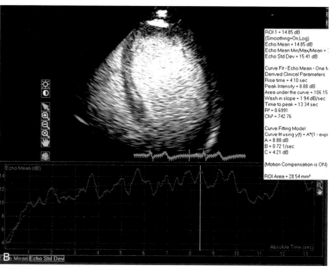
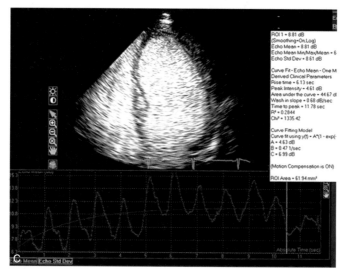

图 2-8-2　心尖四腔心切面心肌造影定量分析

心尖四腔心切面心肌造影时间 - 强度曲线：A. 室间隔基底段心肌造影峰值强度（A 值）为 17.62dB；B. 室间隔中间段心肌造影峰值强度（A 值）为 8.88dB；C. 室间隔心尖段心肌造影峰值强度（A 值）为 4.63dB

ER2-8-2　超声造影图像

4. 超声造影诊断要点 ①正常心肌显示为造影剂灌注正常；②缺血心肌显示为造影剂灌注稀疏；③梗死心肌显示为造影剂灌注缺失；④造影剂平台期峰值强度比较：正常心肌＞缺血心肌＞梗死心肌。

5. 其他检查 冠状动脉造影提示：该患者左冠状动脉前降支中间段狭窄，见图 2-8-3。

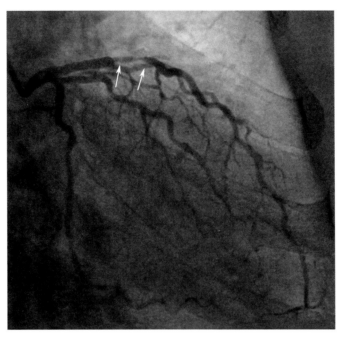

图 2-8-3 冠状动脉造影
左冠状动脉前降支中间段狭窄

第九节　与负荷超声心动图联合应用的左心声学造影评价局部室壁运动异常

一、左前降支重度狭窄

1. 病史概要　男性，57 岁，间断活动后胸闷不适 1 个月。既往无心血管病史，平时常规健康体检无明显异常，喜欢长跑健身。辅助检查：ECG 正常。静息超声心动图提示：心脏结构和功能未见明显异常。

2. 常规超声图像　静息超声心动图未发现心脏结构、功能及血流动力学异常，见 ER2-9-1。

3. 超声造影图像　静息状态左心腔超声造影心尖四腔心切面、心尖二腔心切面、心尖三腔心切面见舒张期及收缩期心内膜清楚显示，心腔形态及收缩功能正常，无节段室壁运动异常，见图 2-9-1、ER2-9-2。静息状态心

ER2-9-1　静息状态常规超声图像
A. 心尖四腔心切面图像；B. 心尖二腔心切面图像；C. 心尖三腔心切面图像

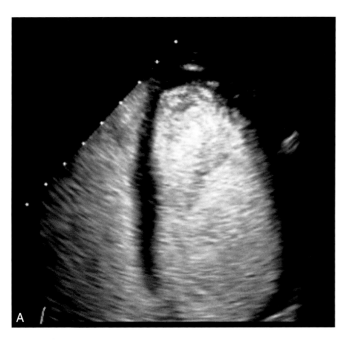

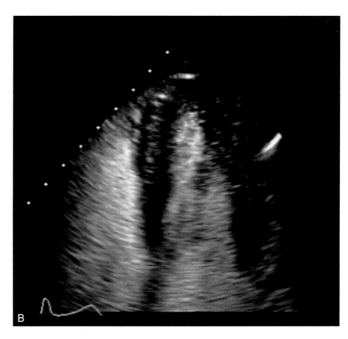

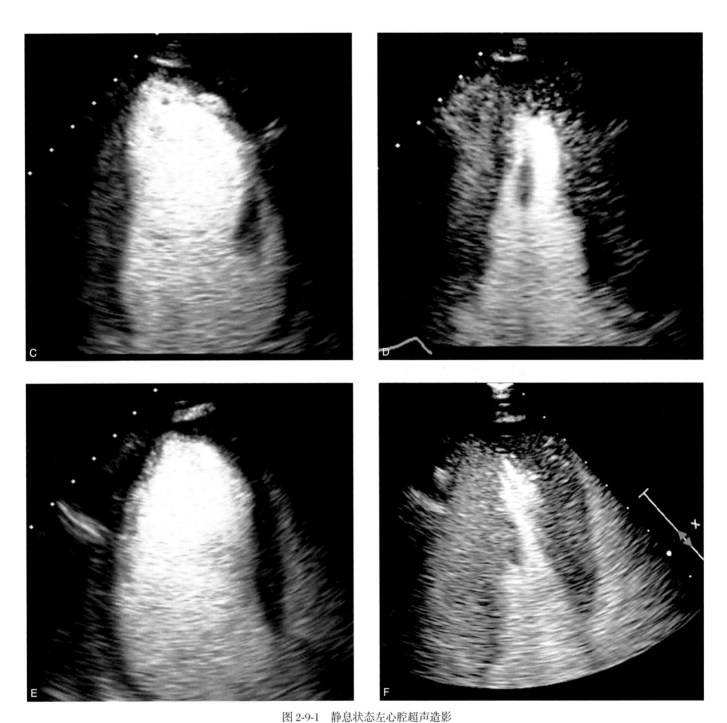

图 2-9-1 静息状态左心腔超声造影

A. 心尖四腔心切面舒张期；B. 心尖四腔心切面收缩期；C. 心尖二腔心切面舒张期；D. 心尖二腔心切面收缩期；E. 心尖三腔心切面舒张期；
F. 心尖三腔心切面收缩期

ER2-9-2 静息状态左心腔超声造影
A. 心尖四腔心切面；B. 心尖二腔心切面；C. 心尖三腔心切面

肌超声造影心尖四腔心切面见舒张期及收缩期左心室壁各节段心肌灌注正常,见图2-9-2、ER2-9-3。平板运动负荷状态左心腔超声造影见左心室壁各节段心内膜清晰显示,心尖四腔心切面显示舒张期左心室心腔形态大小正常,收缩期左心室心尖运动减弱,呈"圆顶样"改变;心尖二腔心切面显示收缩期左心室前壁运动减弱,室壁增厚率较下壁降低;心尖三腔心切面显示收缩期前室间隔运动减弱,室壁增厚率较后壁降低,见图2-9-3和ER2-9-4。平板运动负荷状态心肌超声造影心尖四腔心切面:"flash"后第3个心动周期舒张期左心室各节段心肌灌注正常,收缩期左心室心尖区灌注稀疏 心尖二腔心切面:高能量"flash"后第1个心动周期,收缩期左心室心尖及前壁透壁灌注延迟缺损,"flash"后第4个心动周期,收缩期左心室心尖区透壁灌注减少;心尖三腔心切面心肌超声造影:"flash"后第2个心动周期左心室心尖及前室间隔透壁灌注延迟明显降低,"flash"后第4个心动周期舒张期及收缩期心尖区透壁灌注稀疏,见图2-9-4、ER2-9-5。造影运动负荷超声心动图结果:前室间隔、左心室心尖区及前壁可逆心肌缺血性改变,提示冠状动脉左前降支病变。

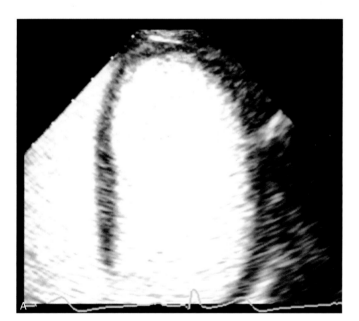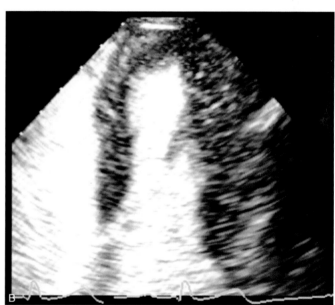

图 2-9-2　静息状态心肌超声造影
A. 舒张期,左心室壁各节段心肌灌注正常;B. 收缩期,左心室壁各节段心肌灌注正常

ER2-9-3　静息状态心肌超声造影

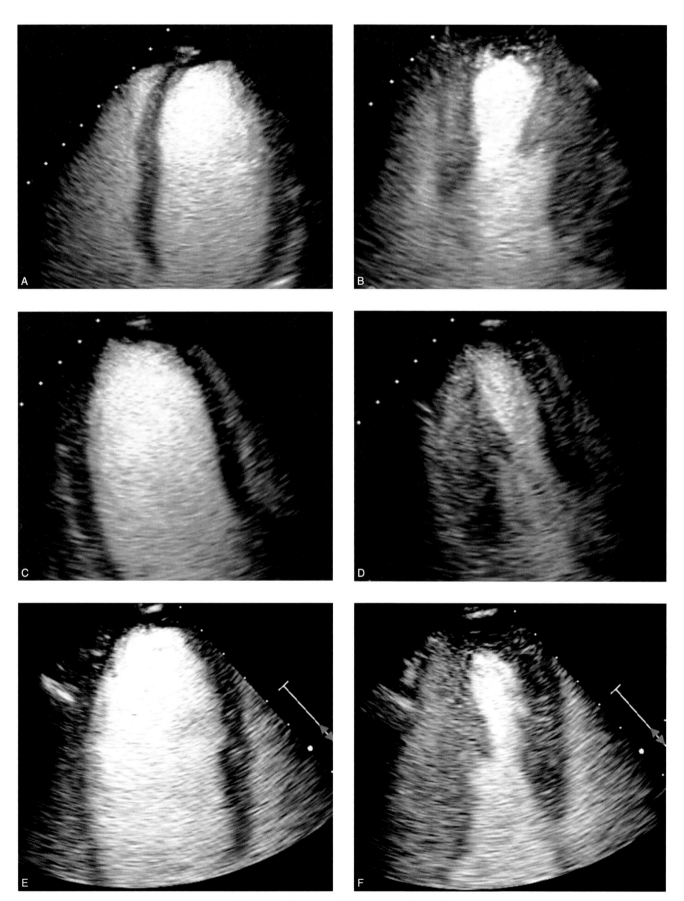

图 2-9-3　平板运动负荷状态左心腔超声造影
A. 心尖四腔心切面舒张期；B. 心尖四腔心切面收缩期，左心室心尖呈"圆顶样"改变；C. 心尖二腔心切面舒张期；D. 心尖二腔心切面收缩期，左心室前壁室壁增厚率降低；E. 心尖三腔心切面舒张期；F. 心尖三腔心切面收缩期，前室间隔室壁增厚率降低

ER2-9-4 平板运动负荷状态左心腔超声造影
A. 心尖四腔心切面；B. 心尖二腔心切面；C. 心尖三腔心切面

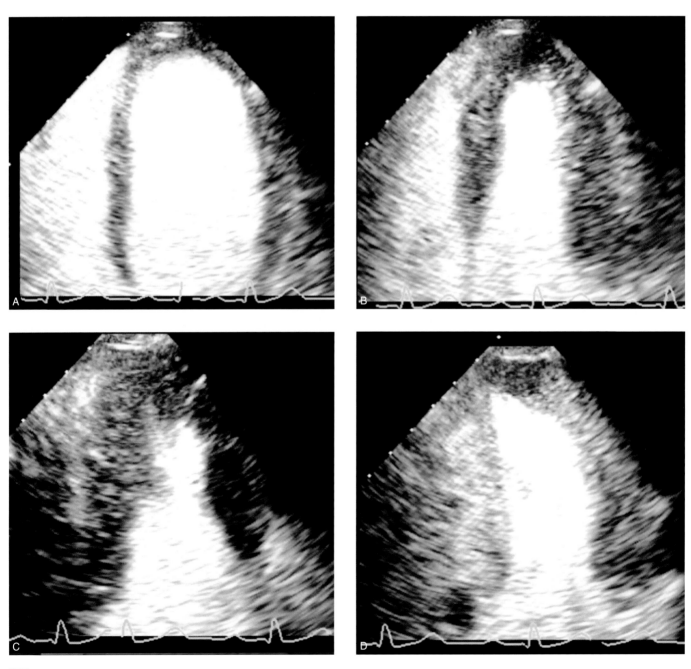

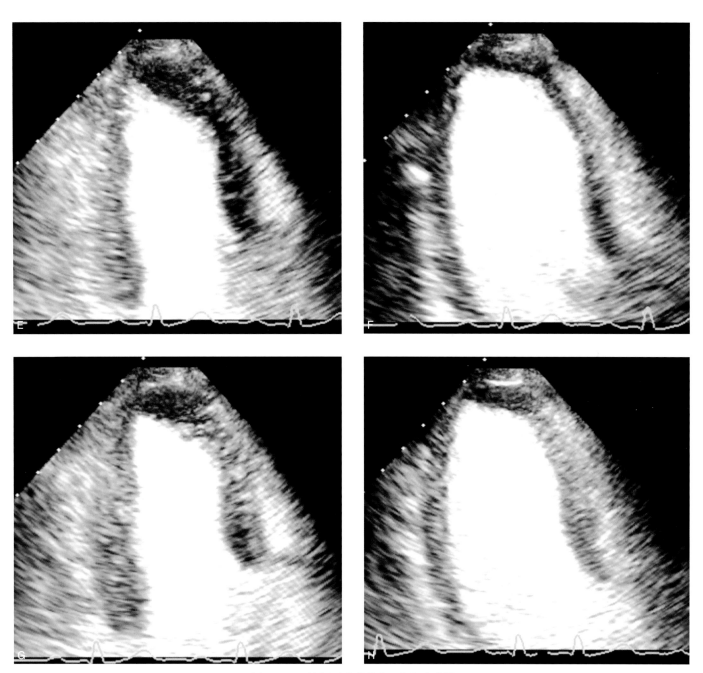

图 2-9-4 平板运动负荷状态心肌超声造影

A. "flash" 后第 3 个心动周期心尖四腔心切面, 舒张期显示左心室心尖区灌注稀疏; B. "flash" 后第 3 个心动周期心尖四腔心切面, 收缩期显示左心室心尖区灌注稀疏; C. "flash" 后第 1 个心动周期心尖二腔心切面, 收缩期显示左心室心尖区及前壁透壁灌注延迟缺损; D. "flash" 后第 4 个心动周期心尖二腔心切面, 收缩期显示心尖区透壁灌注减少; E. "flash" 后第 2 个心动周期心尖三腔心切面, 舒张期显示心尖区透壁灌注减少; F. "flash" 后第 2 个心动周期心尖三腔心切面, 收缩期显示左心室心尖及前室间隔灌注延迟稀疏或缺损; G. "flash" 后第 4 个心动周期心尖三腔心切面, 收缩期显示左心室心尖灌注延迟稀疏; H. "flash" 后第 4 个心动周期心尖三腔心切面, 舒张期显示左心室心尖灌注延迟稀疏

ER2-9-5 平板运动负荷状态心肌超声造影

4. 超声造影诊断要点　冠状动脉粥样硬化性心脏病（coronary atherosclerotic heart disease，CHD）简称冠心病，通常是冠状动脉粥样斑块阻塞管腔导致其供血心肌缺血缺氧、舒张及收缩功能受损，甚至出现坏死及危及生命的并发症。常规超声心动图诊断 CHD 主要依据是冠状动脉供血心肌出现节段性运动异常（regional wall motion abnormality，RWMA）。当静息状态狭窄冠状动脉血流可以维持心肌的耗氧量时不出现 RWMA，但负荷状态可诱发出心肌缺血表现。运动负荷超声心动图通过增加心肌耗氧量诱发狭窄冠状动脉的供血心肌缺血和 RWMA，从而提高超声心动图诊断 CHD 的敏感性。CHD 心肌缺血首先出现心肌微血管灌注减少，随后顺序出现代谢下降、舒张及收缩运动异常、心电图缺血改变和临床心绞痛症状。负荷超声心动图检查使用超声造影剂通过清晰显示心内膜边界，使 RWMA 判断更容易和准确，心肌灌注显像可在早期敏感发现心肌缺血和范围，因此明显提高 CHD 诊断准确性。正常静息状态约 5s 心肌灌注达到饱和平台状态，负荷状态约 2s 达到饱和平台状态。通过对比观察"flash"后不同心肌节段灌注时间（是否延迟）、分布（心内膜下或透壁心肌）和程度（灌注稀疏或缺损）判断是否心肌缺血及范围，并预判罪犯冠状动脉。该例患者静息状态无左心室 RWMA 和心肌灌注异常，运动负荷状态仍无 RWMA，但前室间隔、左心室前壁和心尖段出现灌注降低，符合左前降支病变。

5. 其他检查　冠状动脉 CT 检查提示：左冠状动脉主干起源于左窦，未见斑块及明显狭窄，右冠状动脉起源于右窦。左前降支近段可见钙化及非钙化斑块，管腔轻度狭窄约 30%，中段管腔见混合斑块，管腔重度狭窄约 89%，远段未见斑块及明显狭窄。左回旋支未见斑块及明显狭窄。右冠状动脉近段未见斑块及明显狭窄，中远段可见非钙化斑块，管腔轻微狭窄约 24%。

6. 鉴别诊断　RWMA 是超声心动图诊断 CHD 的主要依据，但视觉判断 RWMA 有一定的主观性，且引起 RWMA 除心肌缺血外尚有其他原因，如局灶性心肌炎、左束支传导阻滞、条索牵拉等，因此需要结合患者临床病史、心电图及超声心动图的其他表现综合判断 RWMA 的临床意义。超声图像质量差时，特别是负荷超声心动图检查时 RWMA 判断困难，容易出现假阳性和假阴性。超声造影剂通过清晰显示心内膜边界，可准确判断 RWMA，因此国内外相关指南推荐当≥2 个心室壁节段显示不清时应使用超声造影剂指针。心肌超声造影对心肌缺血的正确判断是基于良好的超声灌注图像，而影响灌注图像质量的因素包括超声二维图像质量、造影剂输入速度和量、超声图像参数调节、超声伪像、患者配合等，因此判断心肌灌注是否异常，特别是左心室近场的心尖区、远场基底段、侧壁和前壁应注意鉴别真伪。

二、左前降支轻度狭窄

1. 病史概要　男性，58 岁，活动后胸痛半年，加重 1 个月。患者半年前开始出现走上 5 层楼梯后胸痛，休息后或服用硝酸甘油很快缓解。在当地医院做冠状动脉 CTA 检查显示左前降支狭窄 20%~30%，余冠状动脉未见明显异常。高血压病史 3 年，服用降压药物后血压控制正常，否认其他疾病史。查体：血压 130/76mmHg，心率 73 次/min，律齐，无其他阳性体征。

2. 常规超声图像　静息状态常规心尖四腔心切面、心尖二腔心切面及心尖三腔心切面：左心室心内膜边界不清楚，准确评估节段室壁及整体收缩功能困难，见图 2-9-5、ER2-9-6。

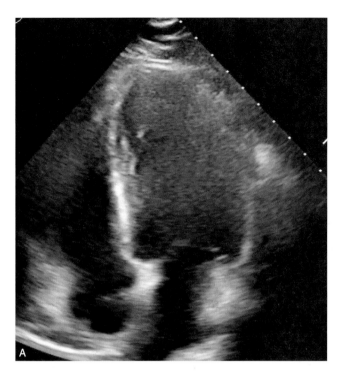

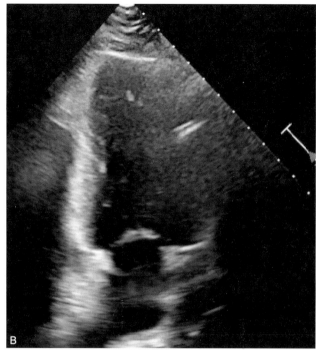

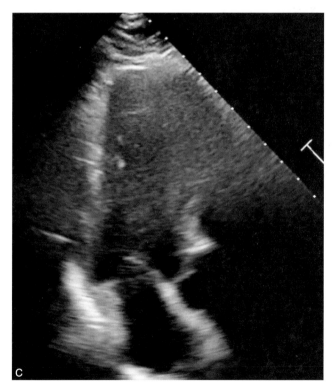

图 2-9-5 常规超声图像
A. 心尖四腔心切面；B. 心尖二腔心切面；C. 心尖三腔心切面

ER2-9-6 常规超声图像
A. 心尖四腔心切面；B. 心尖二腔心切面；C. 心尖三腔心切面

3. 超声造影图像　静息状态心肌声学造影心尖四腔心切面舒张期及收缩期左心室壁各节段心肌灌注正常,见图 2-9-6、ER2-9-7。平板运动负荷状态心肌声学造影心尖四腔心切面舒张期左心室心尖段透壁灌注缺损,室间隔中段灌注稀疏;收缩期左心室心尖段收缩明显减弱,呈"圆顶样"改变,透壁灌注缺损,室间隔中段灌注稀疏,见图 2-9-7、ER2-9-8。负荷运动后 5min,左心室心尖段透壁灌注延迟稀疏,但室壁收缩运动恢复正常,见ER2-9-9。

患者运动 5min 达靶心率的 76%(最大心率 120 次 /min)时,出现胸痛,并逐渐加重,同时心电图出现 V_3~V_6 导联 ST 段抬高 0.1~0.15mV,T 波未见明显异常,立即停止运动,舌下含服硝酸甘油,胸痛症状及 ST 段改变持续约 1~2min 后恢复正常。血压正常波动,运动耐量 METs 为 7.6。

造影运动负荷超声心动图结果:室间隔中段、左心室心尖段可逆心肌缺血性改变,符合冠状动脉左前降支病变表现。

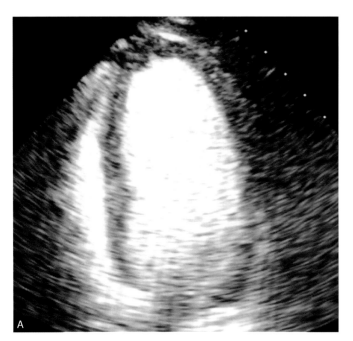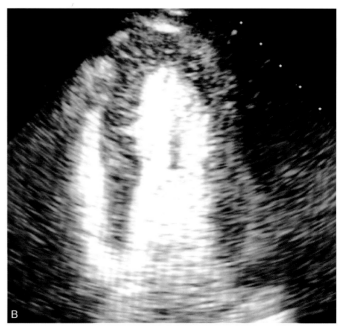

图 2-9-6　静息状态心肌声学造影(心尖四腔心切面)
A. 舒张期;B. 收缩期

ER2-9-7　静息状态心肌声学造影(心尖四腔心切面)

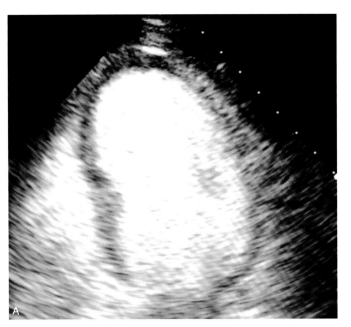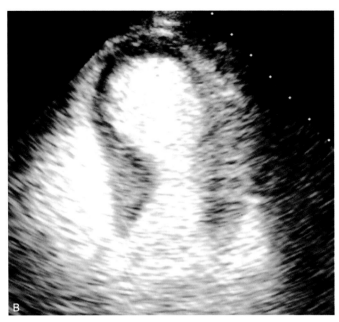

图 2-9-7　平板运动负荷状态心肌声学造影（心尖四腔心切面）

A. 舒张期；B. 收缩期

左心室心尖段灌注明显稀疏或缺损，室间隔中段心内膜下心肌灌注稀疏

ER2-9-8　平板运动负荷状态心肌声学造影（心尖四腔心切面）

左心室心尖段灌注缺损，室间隔中段灌注稀疏，心尖收缩明显减弱

ER2-9-9　恢复状态心肌声学造影（心尖四腔心切面）

左心室心尖段灌注延迟稀疏，收缩期更明显，室壁收缩运动恢复正常

4. 超声造影诊断要点　患者日常活动中及运动负荷超声心动图检查时均出现典型心绞痛症状，休息或舌下含服硝酸甘油后心肌缺血和心绞痛缓解，强烈提示 CHD。患者运动负荷时出现冠状动脉左前降支供血区透壁心肌缺血、收缩功能降低、心电图 ST 段抬高及典型心绞痛症状，提示左前降支严重狭窄或痉挛，但冠状动脉 CTA 仅显示冠状动脉左前降支轻度狭窄，无明显阻塞性病变，因此考虑心绞痛由左前降支一过性痉挛导致管腔完全或几乎完全闭塞所致。冠状动脉痉挛通常与静息心绞痛有关，但也可参与劳力性心绞痛甚至急性心肌梗死（Ⅱ型心肌梗死）的发生。在心绞痛患者中约 40% 为冠状动脉痉挛性心绞痛。该患者较低运动负荷

时（HR≤120 次 /min、METs <7）即出现透壁心肌缺血表现，提示为 CHD 高危患者，应积极进行规范化的干预包括优化药物治疗。

5. 其他检查　冠状动脉 CTA 检查结果：左前降支狭窄 20%~30%，余冠状动脉未见明显异常。

6. 鉴别诊断　多种病因可导致胸痛伴心电图 ST-T 改变，危及生命的主要疾病包括急性冠状动脉综合征（ACS）、急性主动脉夹层和急性肺栓塞。根据临床病史、超声心动图（有无 RWMA）、肺动脉（有无血栓）或主动脉 CTA（有无内膜撕裂）进行鉴别诊断。ACS 是冠状动脉内不稳定粥样斑块破裂引起血栓形成导致心肌急性缺血，包括 ST 段抬高型心肌梗死（STEMI）、非

ST 段抬高型心肌梗死（NSTEMI）和不稳定型心绞痛（UA）。临床诊断标准为：前两者为持续缺血性胸痛、心肌损伤标志物（cTn、CK-MB）升高、心电图 ST 段抬高（STEMI）/ST 段压低或 T 波低平倒置（NSTEMI）、超声心动图有 RWMA 等；UA 为缺血性胸痛、心肌损伤标志物正常、心动图一过性 ST 段压低或抬高（变异性心绞痛）、T 波低平倒置、超声心动图有 RWMA 等。造影超声心动图在心肌梗死时表现为梗死部位心肌灌注缺损及 RWMA 持续性存在，而 UA 发作时缺血部位心肌灌注延迟、稀疏或缺损，严重时伴有 RWMA，当引起心肌缺血诱因去除、心肌缺血改善后则心肌灌注恢复正常及 RWMA 消失。应激性心肌病（Tako-Tsubo 综合征）是精神或生理等刺激后出现的酷似急性心肌梗死的临床表现，80% 发生于 60 岁以上绝经期女性，但冠状动脉无阻塞性狭窄，造影超声心动图典型特征为左心室心尖区球样扩张，收缩运动消失，但心肌灌注无明显下降，心肌缺血区分布范围与特定冠状动脉供血区不一致。

第十节 与负荷超声心动图联合应用的心肌超声造影 定量评价心肌灌注（定量分析）

1. 病史概要 男性,56 岁,活动后胸闷气促 2 个月。6 年前因 ST 段抬高型急性心肌梗死（STEMI）3h 住院,冠状动脉造影诊断急性左前降支闭塞,进行急诊经皮冠状动脉支架植入术（PCI）治疗,术后长期冠心病二级预防规范服药治疗,无心绞痛症状发作。高血压病史 4 年,服降压药后自测血压正常。查体:血压 120/70mmHg,心率 67 次 /min,律齐,无其他阳性体征。

2. 常规超声图像 静息超声心动图未发现心脏结构、功能及血流动力学异常,心尖四腔心、二腔心及三腔心切面显示左心室多节段心内膜边界不清楚,准确评价节段室壁及整体收缩功能较困难,见 ER2-10-1。

3. 超声造影图像 静息状态左心腔超声造影心尖四腔心切面舒张期及收缩期可见:心内膜清楚显示,左心室心尖收缩期形态异常,向外膨突,心尖帽及尖间隔收缩运动消失,心腔内未见异常团块回声。心尖二腔心切面舒张期及收缩期可见:心内膜清楚显示,左心室心尖帽收缩运动消失,收缩期向外膨突。心尖三腔心切面舒张期及收缩期可见:心内膜清楚显示,左心室心尖帽运动消失,前室间隔运动明显降低,见图 2-10-1、ER2-10-2。静息状态心肌声学造影心尖四腔心切面可见:心尖帽心肌灌注缺损,心尖段灌注延迟稀疏,左心室室壁节段心肌灌注稍延迟,见图 2-10-2、

ER2-10-1 静息状态常规超声图像
A. 心尖四腔心切面图像；B. 心尖二腔心切面图像；C. 心尖三腔心切面图像

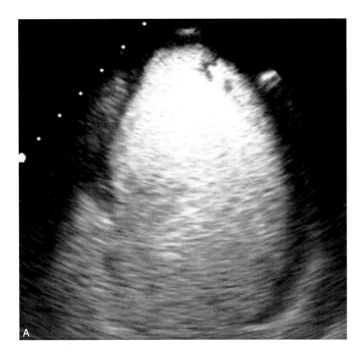

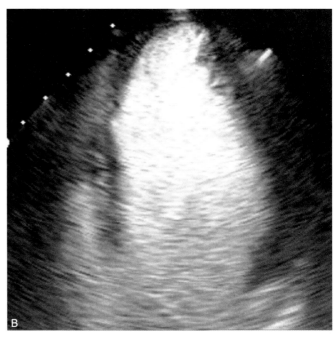

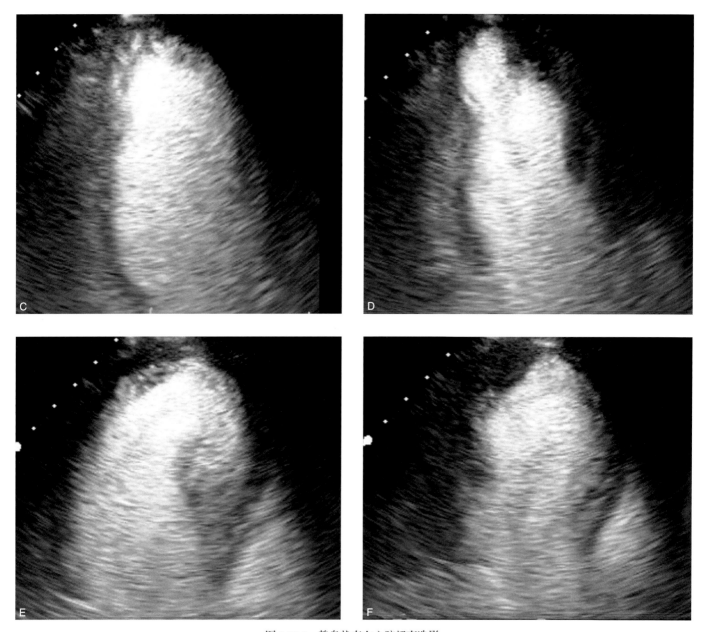

图 2-10-1　静息状态左心腔超声造影

心尖四腔心切面舒张期（A）及收缩期（B）：左心室心尖收缩期形态异常，向外膨突，心尖帽及尖间隔收缩运动消失；心尖二腔心切面舒张期（C）及收缩期（D）：左心室心尖帽收缩运动消失，收缩期向外膨突；心尖三腔心切面舒张期（E）及收缩期（F）：左心室心尖帽运动消失，前室间隔运动明显减弱

ER2-10-2　静息状态左心腔超声造影

A. 心尖四腔心切面；B. 心尖二腔心切面；C. 心尖三腔心切面

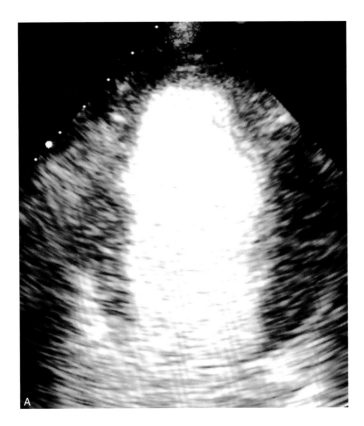

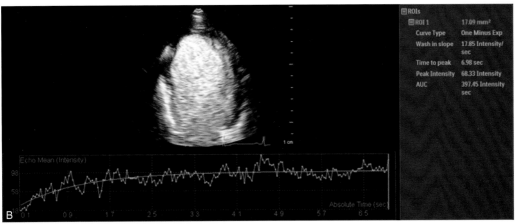

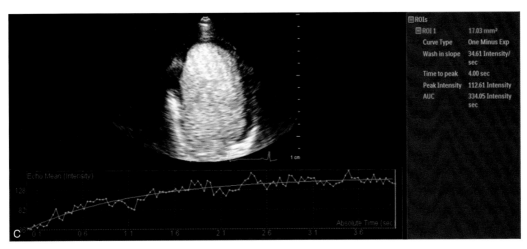

图 2-10-2 静息状态心肌声学造影

A. 心尖四腔心切面：心尖帽心肌灌注缺损，心尖段灌注延迟稀疏，余左心室室壁节段心肌灌注稍延迟。心肌灌注曲线定量分析：B. 室间隔心尖段心肌灌注曲线；C. 室间隔中段心肌灌注曲线

ER2-10-3。平板运动负荷状态左心腔超声造影心尖四腔心切面舒张期及收缩期可见：心内膜清楚显示，左心室心尖帽及尖间隔运动消失，心尖呈"圆顶样"改变，余左心室室壁收缩运动较静息状态稍增强。心尖二腔心切面舒张期及收缩期可见：心内膜清楚显示，左心室心尖段收缩运动消失，左心室前壁中段运动减弱，余左心室室壁收缩运动较静息状态稍增强。心尖三腔心切面舒张期及收缩期可见：心内膜清楚显示，心尖帽运动消失，前间隔中段运动明显降低，余左心室室壁收缩运动较静息状态稍增强，见图2-10-3、ER2-10-4。负荷状态心肌声学造影心尖四腔心切面显示心尖帽心肌灌注缺损，"flash"后室间隔中段及下段心肌灌注明显延迟，见图2-10-4、ER2-10-5。

ER2-10-3　静息状态心肌声学造影

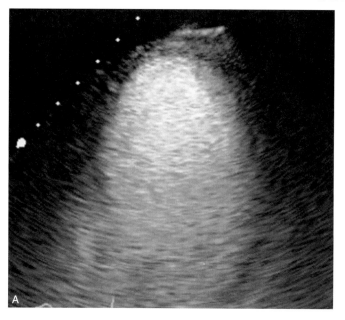

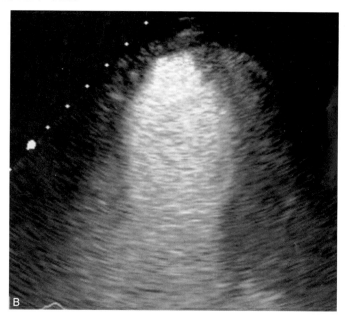

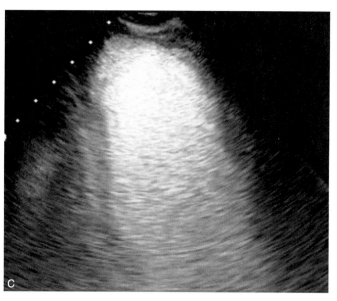

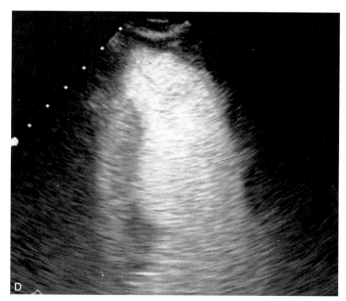

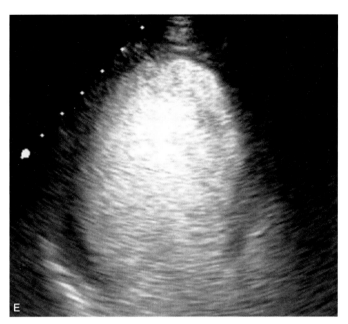
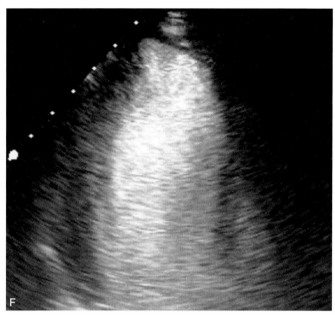

图 2-10-3 平板运动负荷状态左心腔超声造影

心尖四腔心切面舒张期(A)及收缩期(B):左心室心尖帽及尖间隔运动消失,心尖呈"圆顶样"改变,余左心室室壁收缩运动较静息状态稍增强;心尖二腔心切面舒张期(C)及收缩期(D):左心室心尖段收缩运动消失,左心室前壁中段运动减弱,余左心室室壁收缩运动较静息状态稍增强;心尖三腔心切面舒张期(E)及收缩期(F):心尖帽运动消失,前间隔中段运动明显降低,余左心室室壁收缩运动较静息状态稍增强

ER2-10-4 平板运动负荷状态左心腔超声造影
A. 心尖四腔心切面;B. 心尖二腔心切面;C. 心尖三腔心切面

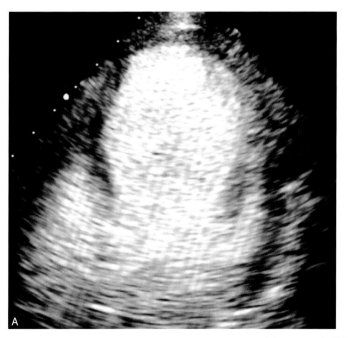
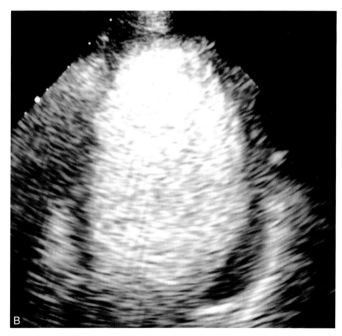

图 2-10-4 负荷状态心肌声学造影

心尖四腔心切面显示心尖帽心肌灌注缺损,"flash"后室间隔中段及下段心肌灌注明显延迟

ER2-10-5　负荷状态心肌声学造影

4. 超声造影诊断要点　STEMI 患者需要在 90~120min 内紧急 PCI 开通闭塞冠状动脉以快速挽救梗死的心肌。多数患者血运重建后缺血心肌灌注恢复，但部分患者尽管 TIMI 血流 3 级，可因多种因素如罪犯血管开通时间较晚、微栓子形成、微血管异常等损伤，心肌仍灌注明显减弱或消失，局部心肌功能不同程度降低。超声左心腔造影可准确判断 PCI 术后 RWMA 是否消失及恢复程度，心肌超声造影可显示 PCI 术后缺血坏死心肌微循环灌注恢复程度和范围。透壁心肌梗死节段表现为全层灌注缺损，心内膜下心肌梗死时心外膜下心肌灌注显像，心内膜下心肌灌注缺损，缺血心肌节段表现为灌注延迟稀疏。用超声仪器相应的软件通过心肌灌注曲线获得的参数可定量分析心肌灌注，能更客观敏感反映心肌的灌注异常，当心肌缺血时灌注达峰时间延迟，灌注峰值强度下降，心肌梗死节段灌注曲线明显低平。负荷状态时，梗死心肌无收缩运动及灌注缺损，当梗死范围较大时可出现反向运动，缺血心肌根据受损程度可出现收缩运动正常、轻度或明显减弱伴灌注延迟稀疏。该例患者超声造影后清晰显示负荷前后左心室心尖形态异常，心尖帽灌注缺损及收缩运动消失，符合心肌梗死表现；室间隔中段及心尖段收缩运动减弱，符合心肌缺血表现，该患者运动耐量较低（METs 5.8），除需要 CHD 二级防治策略外，还应加强运动康复锻炼。

5. 其他检查　静息、负荷及恢复期 ECG：ST-T 改变变化不明显：导联 I、AVL、V_1~V_2 呈 QS 波，II、III、AVF、V_3~V_5 ST 段压低，T 波倒置。

6. 鉴别诊断　鉴别梗死心肌与存活心肌对于临床决策和判断预后具有非常重要的价值。心肌梗死分为急性心肌梗死和陈旧性心肌梗死，前者超声心动图常表现为室壁厚度及回声正常，运动消失或反向运动，心肌灌注缺损；后者常表现为室壁变薄及回声增强，运动消失或反向运动，心肌灌注缺损，但心肌超声造影"flash"后即刻梗死心肌因纤维化表现为回声增强，此时应与正常的心肌灌注鉴别。存活心肌包括冬眠心肌和顿抑心肌，前者是冠状动脉狭窄导致慢性或反复心肌缺血；后者是冠状动脉狭窄导致心肌急性短暂严重缺血，两者均可引起心肌代谢及功能受损，完全血运重建再灌注恢复后，心肌功能仍需要数天至数周才能恢复，超声心动图表现为心室壁收缩运动减弱或消失，但心肌超声造影显示灌注无明显异常。负荷超声心动图存活心肌典型表现为静息状态节段室壁运动明显降低或消失，负荷后心肌收缩运动增强；当心肌灌注仍未完全恢复时，可表现为低剂量负荷时收缩增强，继续高剂量负荷时又降低。该病例左心室心尖帽符合陈旧性心肌梗死表现，室间隔中段及心尖段则为存活心肌。

第十一节　心肌梗死后并发症

一、真性室壁瘤

（一）病例一

1. **病史概要**　男性,44 岁,反复胸痛、胸闷 5 个月,伴肩背部放射痛,无心前区压榨感,无心悸、气促等。心电图提示:窦性心律,ST-T 改变。

2. **常规超声图像**　常规超声图像,心尖四腔观、左心室长轴观、心尖两腔观见左心室前侧壁基底段和后侧壁基底段室壁局部变薄,呈囊袋样向外膨出,运动失常,呈反向运动,大小约 54mm×38mm,见图 2-11-1、ER2-11-1。

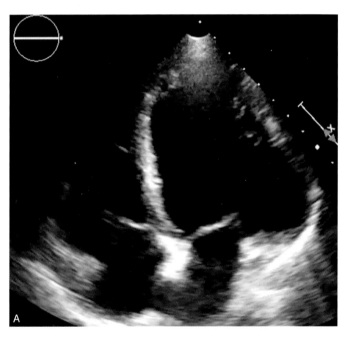
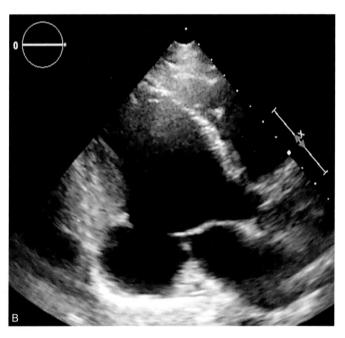
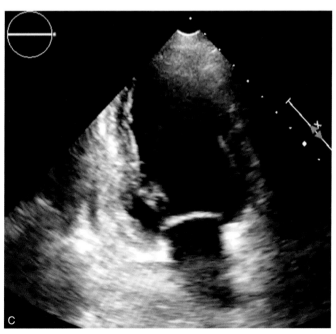

图 2-11-1　常规超声图像
A. 心尖四腔心切面;B. 胸骨旁左心室长轴切面;C. 心尖两腔心切面

ER2-11-1 常规超声图像

3. 超声造影图像 左心声学造影见,左心室前侧壁基底段和后侧壁基底段室壁局部变薄,较薄处约 1.8mm,并呈囊袋样向外突出,该处运动失常,呈反向运动,较大者范围为 62mm×35mm。室壁瘤周围心肌组织明显变薄,灌注充盈明显下降,见图 2-11-2、ER2-11-2。

4. 其他检查 冠状动脉造影+左心室造影提示:

左心室造影:左心室后侧壁巨大室壁瘤。冠状动脉造影:左前降支中段管腔轻度狭窄(20%~30%),后降支闭塞;回旋支中段管腔轻度狭窄约 30%;右冠状动脉近段及中段弥漫性斑块形成,管腔轻度狭窄 20%,见图 2-11-3。

术中病理提示:室壁瘤,见图 2-11-4。

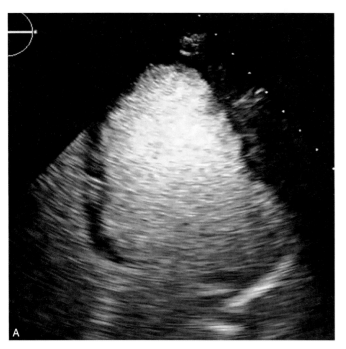
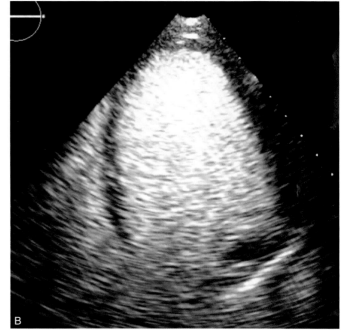

图 2-11-2 左心声学造影
A. LVO 条件下左心声学造影图像;B. MP 条件下左心声学造影图像

ER2-11-2 左心声学造影

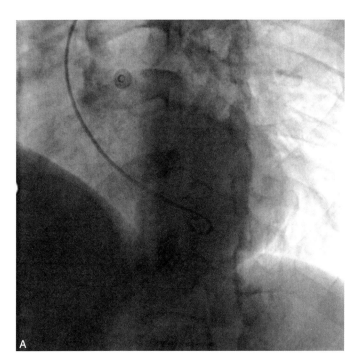
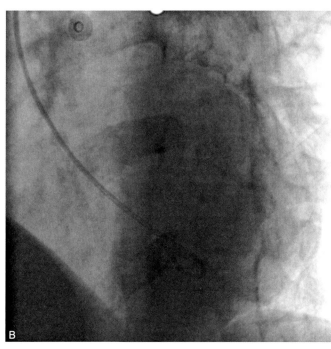

图 2-11-3　左心超声造影
左心室造影见左心室后侧壁巨大室壁瘤

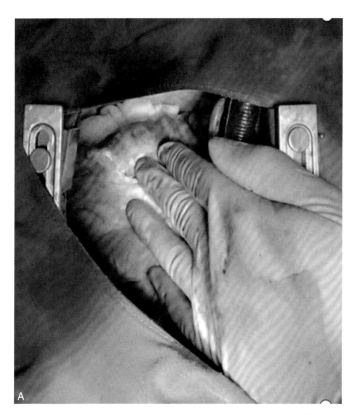
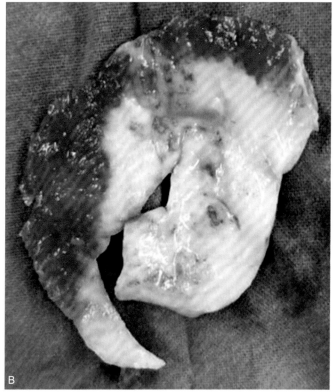

图 2-11-4　病理图像
室壁瘤

（二）病例二

1. 病史概要　男性，44岁，反复头晕12年余，期间晕厥4次，胸闷、胸痛、2年余。心电图提示：窦性心律，异常Q波，T波改变。

2. 常规超声图像　常规超声图像见室壁未见明显节段性运动异常，未见异常增厚、变薄及致密化不全，心尖部显示欠清，见图2-11-5、ER2-11-3。

3. 超声造影图像　左心腔声学造影显示，心尖部圆钝，后侧壁基底段、中段，前侧壁基底段、中段局部变薄，较薄处厚度为5.5mm，该处室壁运动减弱明显，前侧壁中段与基底段之间可见造影剂向外膨出，形成室壁瘤，瘤体大小19mm×13mm，见图2-11-6、ER2-11-4。

4. 超声造影诊断要点　真性室壁瘤是指急性心肌梗死时，梗死心肌组织坏死、室壁变薄、收缩力丧失，心肌在愈合过程中被结缔组织替代的一种并发症。室壁瘤区域为薄弱的瘢痕区，心脏收缩时此区呈反向运动，膨出呈袋状、囊状或不规则状，腔内无肌小梁，与周围正常组织界限清。诊断要点：①造影剂充填于整个左心室，左心室壁显示完整清晰，室壁瘤的局部室壁变薄，呈现瘤样膨出。②其在收缩期呈反向运动或运动明显减弱。其中，功能性室壁瘤的局部室壁可在舒张期恢复正常形态，而解剖性室壁瘤的局部室壁在收缩期和舒张期均可见瘤样膨出。③由于心尖部是常规超声心动图的扫查盲区，左心声学造影能大大提高心尖部的显示率，从而有利于心尖部室壁瘤的早期发现和准确诊断。

5. 其他检查　冠状动脉造影+左心室造影提示：左心室造影提示：左心室前侧壁可见一向外膨出的瘤体（20mm×12mm），入口约10mm。冠状动脉造影提示：左主干无造影剂滞留，未见狭窄；前降支中段轻度狭窄约20%；回旋支近端支架内未见再狭窄；右冠状动脉中段轻度狭窄（约35%），见图2-11-7、ER2-11-5。

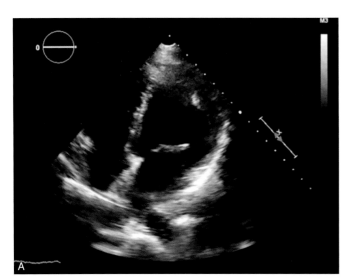
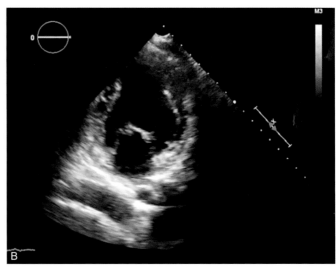

图2-11-5　常规超声图像
A. 心尖四腔心切面；B. 心尖两腔心切面

ER2-11-3　常规超声图像

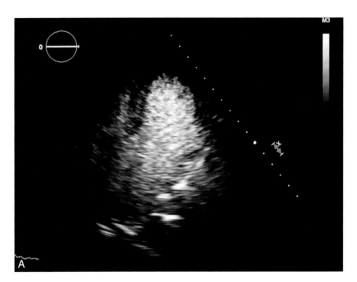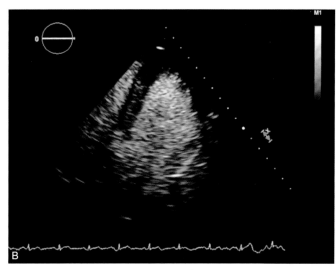

图 2-11-6 左心声学造影
A. LVO 条件下左心声学造影图像；B. MP 条件下左心声学造影图像

ER2-11-4 左心声学造影

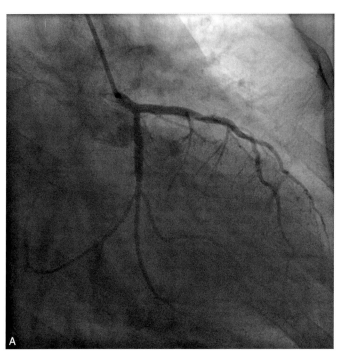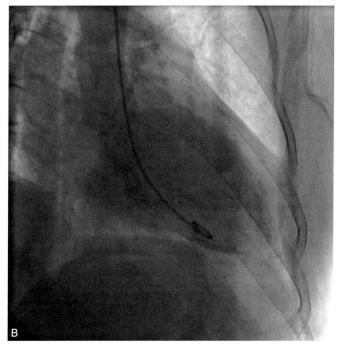

图 2-11-7 冠状动脉造影、左心室造影
A. 冠状动脉造影图像；B. 左心室造影图像

ER2-11-5 冠状动脉造影、左心室造影

6. 鉴别诊断 真性室壁瘤主要与假性室壁瘤、左心室憩室相鉴别。真性室壁瘤与假性室壁瘤超声造影表现均可见左心室瘤样膨出处造影剂充填,假性动脉瘤的左心声学造影能实时动态地显示造影剂通过破口进入瘤体内呈涡流样运动;真性室壁瘤心肌连续性完整,假性室壁瘤心肌连续性中断,膨出心脏外;真性室壁瘤瘤颈多长于室壁瘤长径,假性室壁瘤瘤颈多小于瘤体最大径的50%。左心室憩室是一种先天性畸形,是由心室壁局部肌肉发育不良造成的局部膨出,其向外膨出的憩室通过短颈与心室腔相通,心肌连续、无变薄,运动协调,收缩舒张功能正常,与真性室壁瘤鉴别点主要是瘤颈的宽窄、心肌运动;与假性室壁瘤的鉴别点主要是心肌连续性、多普勒血流信号以及超声造影剂通过破口后进入瘤腔等图像特征。

二、假性室壁瘤

(一)病例一

1. 病史摘要 男性,47 岁,有长期吸烟史,肺部 CT 提示心尖部假性室壁瘤。

2. 常规超声图像 左心室心尖部可见范围约 24mm×25mm 的不规则混合回声,以无回声为主,心尖部局部变薄、变形,可见局部膨出。CDFI:该处记录到一收缩期湍流,V_{max}=1.6m/s,压差 =10mmHg,见图 2-11-8、ER2-11-6。

3. 超声造影图像 左心腔声学造影显示,左心室心尖部局部变薄、变形,可见局部膨出,其内可见超声造影剂充填,瘤体范围为 26mm×25mm。侧动探头可见间距约 4.4mm 的通道与心腔相通,见图 2-11-9、ER2-11-7。

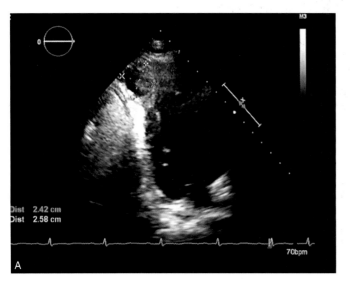
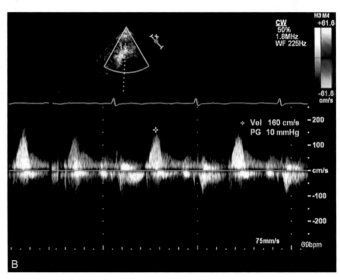

图 2-11-8 常规超声图像
A. 二维超声心动图示左心室心尖部局部膨出;B. 连续多普勒(CW)示膨出处血流流速

ER2-11-6　常规超声图像

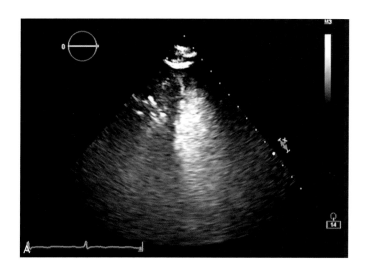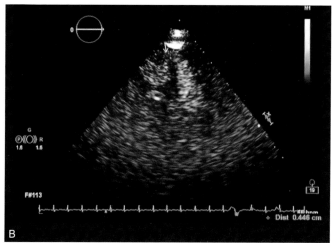

图 2-11-9　左心声学造影
左心室心尖部局部膨出,可见一通道与心腔相通

ER2-11-7　左心声学造影

4. 超声造影诊断要点　左心声学造影对于诊断心脏假性室壁瘤具有重要价值,特别是对于心尖部假性室壁瘤的诊断,可以明确瘤体和破裂口的位置及大小,能实时动态地显示造影剂通过破口进入瘤体内呈涡流样运动。

5. 其他检查　心脏 MRI 提示:左心室心尖壁局部变薄,心尖部舒张期及收缩期均见瘤样膨出,最长径约 26mm,其内见涡流,未见明显附壁血栓形成,瘤壁与左心室壁连续性中断。心肌灌注显像:左心室心肌灌注可见造影剂随血流进入瘤样膨出物。延迟强化扫描:左心室心尖部瘤样膨出,瘤壁可见延迟强化,见图 2-11-10、图 2-11-11、图 2-11-12 和图 2-11-13。

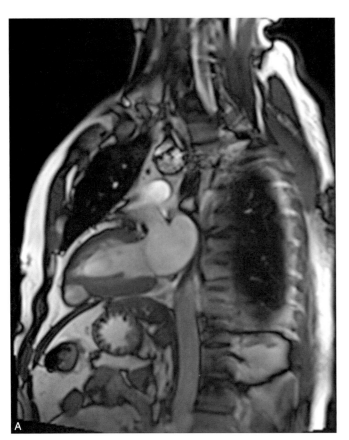
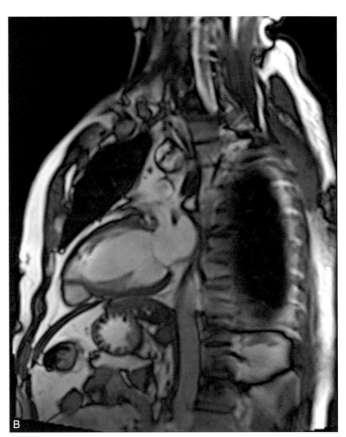

图 2-11-10 心脏 MRI
A. 两腔心收缩期末示心尖部瘤样膨出；B. 两腔心舒张期末示心尖部瘤样膨出

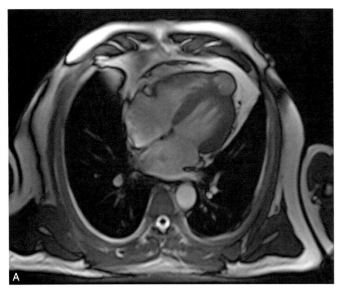
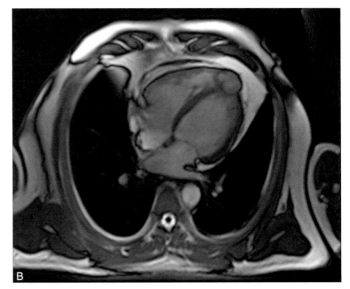

图 2-11-11 心脏 MRI
A. 四腔心收缩期末示心尖部瘤样膨出；B. 四腔心舒张期末示心尖部瘤样膨出

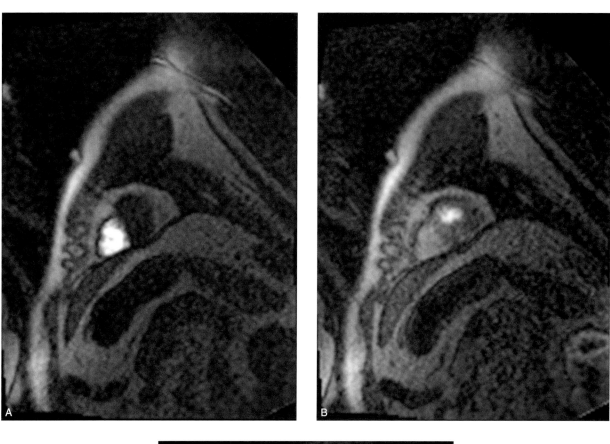

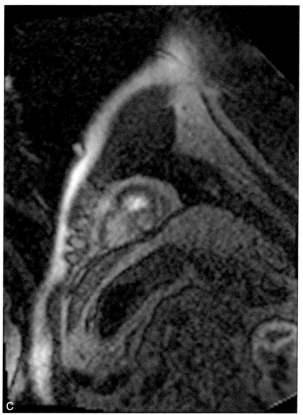

图 2-11-12 心脏 MRI 心肌灌注
左心室心肌灌注可见造影剂随血流进入瘤样膨出物

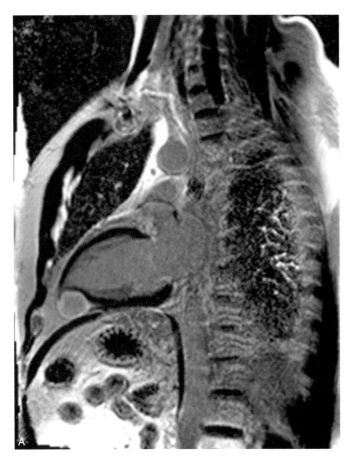

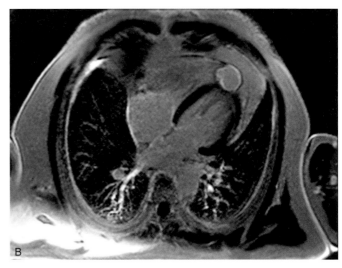

图 2-11-13 心脏 MRI 延迟强化
瘤壁可见延迟强化

（二）病例二

1. 病史概要 女性，75 岁，急性下侧壁心肌梗死，PCI 术后 2 天，突发意识丧失。急诊行床旁心包穿刺，抽出 600ml 新鲜血液。

2. 常规超声图像 常规超声图像见左心室侧壁心包腔内可见液性暗区。左心室壁未探及明确破裂口。左心室侧壁心肌运动幅度明显减小，见图 2-11-14、ER2-11-8。

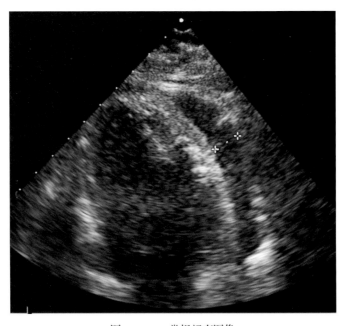

图 2-11-14 常规超声图像
左心室侧壁心包腔内液性暗区

ER2-11-8 常规超声图像
左心室侧壁心肌运动幅度明显减小

3. 超声造影图像 左心声学造影显示,左心室充分显影后侧壁基底段与中间段交界处可见心肌回声连续性中断,边缘呈锯齿样,形态不规则,内可见造影剂充填,测量其最宽处约 6mm,破裂口延续至心包腔。左心室侧壁外侧心包腔内可见低回声充填,其内未见明显造影剂显影。动态图可见少量造影剂进入心包腔,见图 2-11-15 和

ER2-11-9。

出院后 2 个月该患者来院复查,经胸超声心动图见左心室侧壁形成一个 72mm×47mm 的巨大假性室壁瘤。彩色多普勒超声显示瘤体内血液随心动周期呈现涡流,瘤破口处可见红蓝相间的往复血流信号,见图 2-11-16、ER2-11-10。

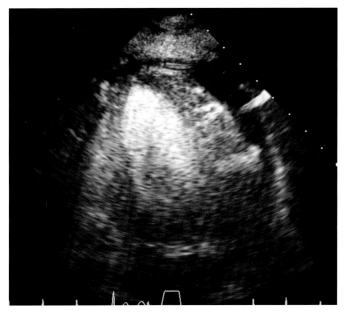

图 2-11-15 左心声学造影
左心室腔造影显示左心室侧壁心肌连续中断,其内可见造影剂充盈

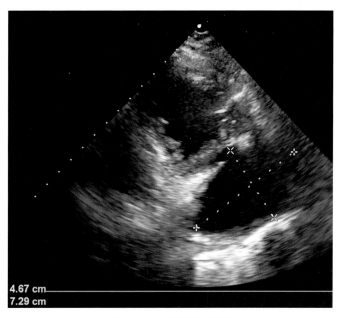

图 2-11-16 常规超声图像
常规超声心动图可见左心室侧壁外侧囊性无回声

ER2-11-9 左心声学造影
造影剂经由破裂口进入心包腔,但腔内未见明显造影剂充填

ER2-11-10 常规超声图像
室壁瘤内血液随心动周期呈现涡流

1年后患者再次入院复查,经胸超声心动图见假性室壁瘤大小未见明显增大,CDFI检查瘤体内未见明显血流信号,只在假性室壁瘤与左心室连接处探及少量血流信号,见图2-11-17。

超声造影见左心室腔造影剂充盈完全,假性动脉瘤内无造影剂填充。超声造影结果证实假性室壁瘤腔内血栓形成。造影后假性室壁瘤的大小为56mm×46mm,见图2-11-18、ER2-11-11。

4. 超声造影诊断要点 ①超声造影可以明确心室壁破裂口的位置及大小;②造影剂灌注后可以明确心包腔内是否有活动性出血;③假性室壁瘤形成后造影剂充盈完全后,可见准确评价假性室壁瘤的位置及大小;④假性室壁瘤内血栓形成后瘤体内未见造影剂充填。

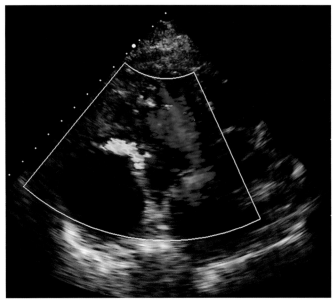

图2-11-17 常规超声图像

左心室壁外侧心包腔内包块未见明显血流信号,破口处仍可见条索样血流信号

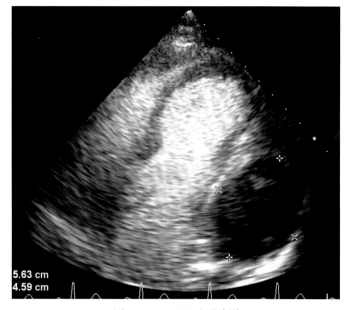

图2-11-18 左心声学造影

造影后可以清晰显示包块的边界

ER2-11-11 左心声学造影

包块内未探及明显造影微泡,左心室壁破裂口处可见造影剂充填

5. 其他检查 胸部增强 CT 提示：左心室侧壁心包腔内可见低密度影，形态规则，与心室壁关系密切，边界清晰；增强后病灶未见强化，可见少量造影剂与心室腔相通。诊断：心包腔低密度，考虑假性室壁瘤合并血栓形成，见图 2-11-19。

6. 鉴别诊断 ①真性室壁瘤：常发生于左心室前壁心肌梗死后，瘤颈通常较大，造影剂充盈后可以显示矛盾运动，瘤壁为坏死的心肌组织；②心包囊肿：心包腔内囊性结构，与心腔不相通，囊肿内无造影剂充填；③心脏憩室：为先天性心脏结构异常，憩室内造影显影与心腔同步。

三、心梗后心尖部血栓

1. 病史概要 男性，53 岁，胸闷、胸痛 2 天，伴左肩部放射痛，无黑矇、晕厥，无大汗、肢体活动障碍等。心电图提示：窦性心律，异常 Q 波，ST-T 改变。

2. 常规超声图像 常规超声显示，心尖两腔心切面和心尖四腔心切面，心尖部探及范围约 25mm×16mm 的实性稍增强回声，与心内膜分界不清，反复观察，似随心动周期变化，CDFI：其内未见血流信号，见图 2-11-20、ER2-11-12。

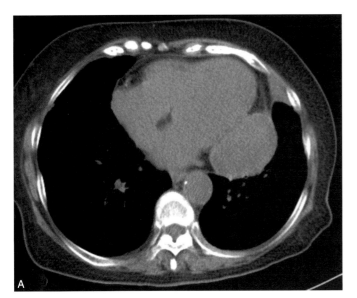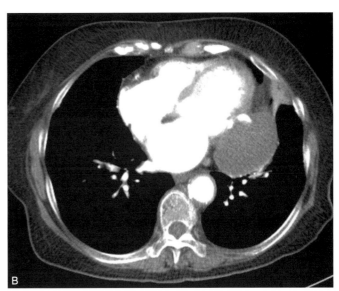

图 2-11-19 胸部增强 CT 图像
A. CT 平扫可见左心室侧壁外低密度影；B. 增强后包块内未见明显强化

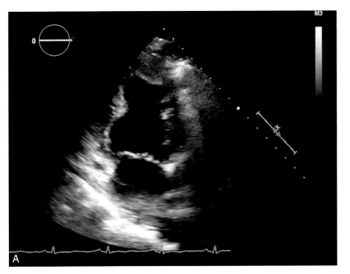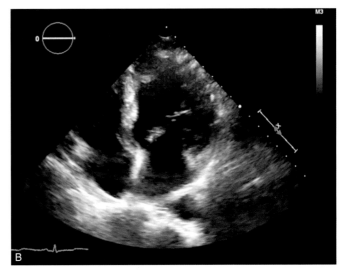

图 2-11-20 常规超声图像
A. 心尖两腔心切面；B. 心尖四腔心切面

ER2-11-12　常规超声图像

3. **超声造影图像**　左心腔声学造影显示,心尖部室壁局部变薄,略微向外膨出,较薄处约 4mm,其上可见一范围 26mm×14mm 的造影剂充盈缺损区,未见明显运动。心肌内造影剂充填均匀,未见充盈缺损,心肌灌注显像显示,高能量"flash"后,心肌内造影剂于 1s 内重新充盈,见图 2-11-21、ER2-11-13。

4. **超声造影诊断要点**　超声造影表现为心尖部椭圆形或不规则形的充盈缺损区,与室壁附着面大、基底部较宽,基本无运动,心肌灌注显像显示无微泡灌注,高能量"flash"后同样显示为无灌注区,见图 2-11-22、ER2-11-14。

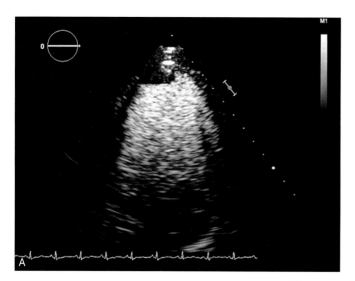 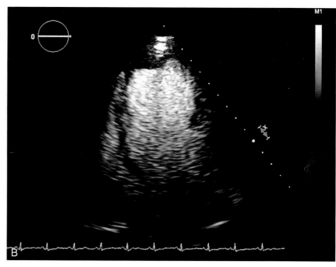

图 2-11-21　左心声学造影
A. MP 条件下造影图像心尖两腔心切面;B. MP 条件下造影图像心尖四腔心切面

ER2-11-13　左心声学造影

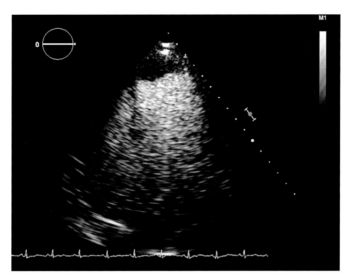

图 2-11-22 左心声学造影
心尖充盈缺损区 MP 条件下无灌注

ER2-11-14 左心声学造影

5. **其他检查** 冠状动脉造影:左前降支中段管腔狭窄 40%~60%,后降支狭窄约 20%;回旋支中段管腔狭窄约 30%;右冠状动脉近段及中段管腔狭窄 20%。

6. **鉴别诊断** 心尖部血栓是心肌梗死后常见并发症之一,鉴别诊断时需要结合患者冠状动脉粥样硬化性心脏病心肌梗死的病史。心尖部血栓需与心尖部心肌明显增厚相鉴别,左心声学造影的心肌灌注显像能有效区别心尖部血栓和局部心肌增厚,前者显示为无灌注,后者与周围心肌灌注强度基本一致。心尖部带蒂血栓需与黏液瘤相鉴别,同样也可用心尖部占位无造影剂灌注来鉴别,黏液瘤有少量造影剂灌注。

第十二节　右心系统的结构和功能评估

一、右心室结构异常

1. 病史概要　女性,65岁,突发胸痛7h,急诊查心电图及肌钙蛋白提示心肌梗死。急诊行冠状动脉造影及PCI:多支冠状动脉内见血栓;抽吸血栓后,见冠状动脉血管壁光滑,无狭窄或斑块形成征象。OCT:冠状动脉内膜光滑,未见斑块或破溃迹象。

2. 超声造影图像　心肌声学造影:右心室心尖部中等回声团块与右心室壁同步、同等强度增强。增强初期16s时团块呈稀疏低增强,此时周围右心室、左心室心腔呈高增强;43s为达峰后,逐渐开始消退,此时团块呈均匀等增强。该团块与室间隔和右心室游离壁分界不清,见图2-12-1、ER2-12-1。

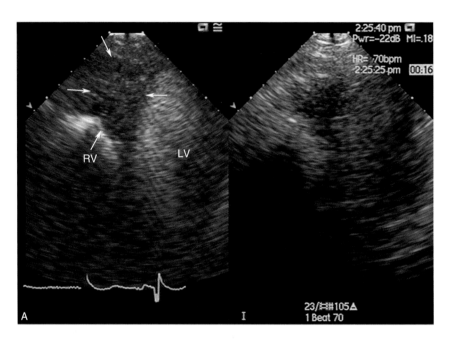

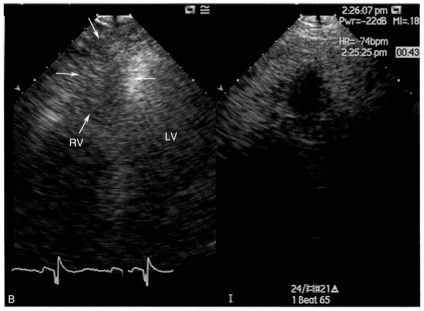

图 2-12-1　心肌声学造影

A. 增强初期16s时团块呈稀疏低增强,周围右心室、左心室心腔呈高增强;B. 43s达峰后,团块呈均匀等增强,与室间隔和右心室游离壁分界不清

ER2-12-1 心肌声学造影

3. 经食管超声心动图 双心房增大以右心房为著,右心室心尖部见中等回声团填充、与右心室游离壁及室间隔分界欠清,右心室室壁收缩活动减弱;左心室大小正常,室壁运动未见明显异常。左心耳未见血栓;卵圆孔开放,静息状态下见心房水平右向左分流,见图2-12-2、ER2-12-2。

4. 超声造影诊断要点 ①该心脏占位性病变心肌灌注显像显示均匀增强,故为全实性组织,可排除"假性心尖闭塞",即心肌致密化不全、心尖部肌小梁丰富;②造影呈高增强,还可排除该团块为血栓的可能性;③团块增强时相、强度与周围心肌一致,提示该病灶为实性富血供组织;④肿块二维形态尚规则,范围局限,与周围心肌无明确分界,首先考虑为局部增厚的心肌组织;肿瘤待排除。

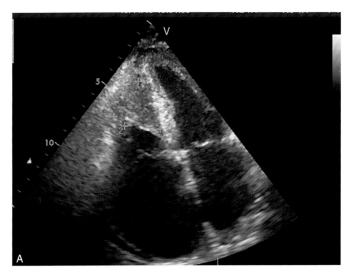

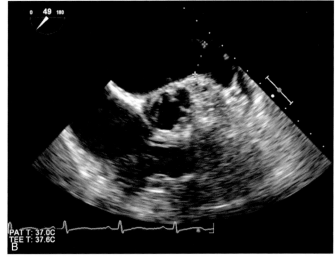

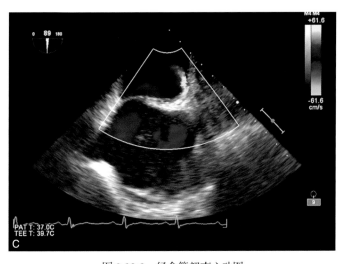

图2-12-2 经食管超声心动图

A. 右心室心尖部见中等回声团填充;B. 左心耳未见血栓;C. 卵圆孔开放,静息状态下见心房水平右向左分流

ER2-12-2 经食管超声心动图
A. 右心室心尖部见中等回声团填充；B. 左心耳未见血栓；C. 卵圆孔开放，静息状态下见心房水平右向左分流

5. 其他检查 心脏 MRI 提示：右心室心尖部实性闭塞，团块在 T_1、T_2 序列均显示信号与周围心肌完全一致，提示其为局部增厚的心肌组织。延迟强化显像：未见明显心肌纤维化，见图 2-12-3。

6. 鉴别诊断

（1）与右心室心尖肌小梁丰富或心肌致密化不全鉴别：该情况 MCE 可显示右心室心尖部轮廓正常，而 LVO 模式可能见右心室心尖部丰富的肌小梁。

（2）与心尖附壁血栓鉴别：心尖附壁血栓可继发于右心室心尖部收缩减弱，造影应显示为无增强。

（3）与 Loffler 心内膜炎鉴别：Loffler 心内膜炎常见双侧心室心尖闭塞，舒张功能限制性异常，心尖部闭塞组织亦为血栓，造影显示无增强，血常规嗜酸性粒细胞显著增高。

（4）与孤立的右心室心尖部增厚鉴别：孤立的右心室心尖部增厚罕见，但理论上可能存在。其超声造影可能表现为均匀的快、高增强。家族史、基因检测和心内膜心肌活检可有助于鉴别。

二、评估右心功能

1. 病史概要 女性，23 岁，体检发现心电图异常。初步诊断：心电图异常，怀疑右心室心肌病。

2. 常规超声图像 右心室与肺动脉呈漏斗状。心尖四腔观：右心室靠心尖部可见肌束呈蜂窝状，见图 2-12-4、ER2-12-3。

3. 超声造影图像 心尖四腔心切面显示，右心室增大明显，心尖部呈蜂窝状，右心室前壁、侧壁及右心室心尖运动减弱，右心室腔内造影剂呈湍流，见图 2-12-5、ER2-12-4。

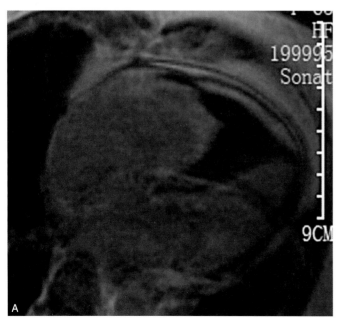
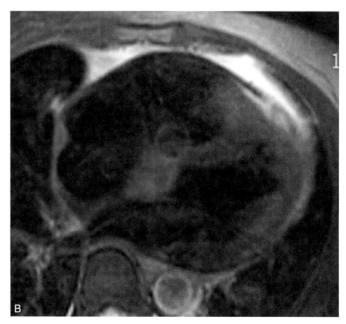

图 2-12-3 心脏磁共振图像
A. T_1 序列，右心室心尖部实性闭塞，团块信号与周围心肌完全一致；B. T_2 序列，右心室心尖部实性闭塞，团块信号与周围心肌完全一致

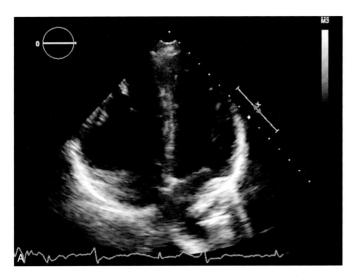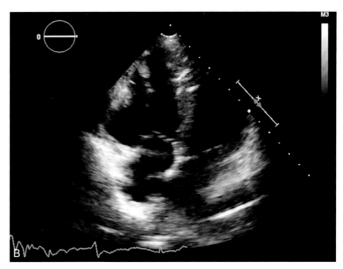

图 2-12-4　心尖四腔心切面
A. 右心室舒张期；B. 右心室收缩期

ER2-12-3　常规超声图像

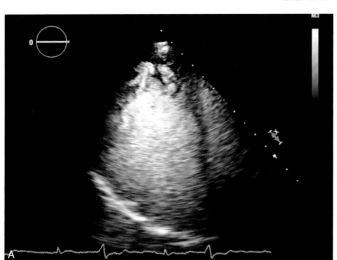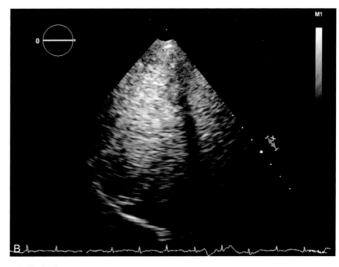

图 2-12-5　左心声学造影
A.LVO 条件下心尖四腔心；B. MP 条件下心尖四腔心

ER2-12-4　左心声学造影

第十三节　心脏转移性肿瘤

一、右心转移性肿瘤

1. 病史概要　女性,62 岁,阵发性胸背痛,无心前区疼痛及压榨感,无恶心、呕吐,无心悸、气促等。心电图无异常。入院诊断:冠状动脉粥样硬化性心脏病,肝癌。

2. 常规超声图像　心尖四腔心切面,右心房内探及范围约 41mm×27mm 的稍低回声,活动度小。CDFI:其内未见明显血流信号。剑突下双心房切面,

右心房内该稍低回声靠近下腔静脉,上腔静脉血流通畅,下腔静脉可见段未见明显血流信号,见图 2-13-1、ER2-13-1。

3. 超声造影图像　左心腔声学造影显示,右心房侧壁及顶壁可见范围约 43mm×30mm 的充盈缺损区;心肌灌注显像进一步显示,该充盈缺损区可见造影剂灌注,上腔静脉可见段可见造影剂充盈,下腔静脉可见段无明显造影剂充盈,见图 2-13-2、ER2-13-2。

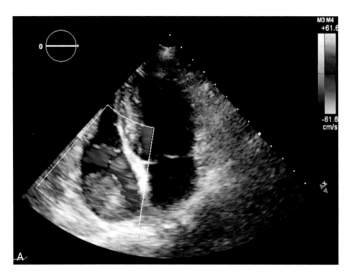
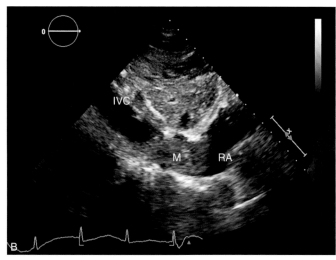

图 2-13-1　常规超声图像
A. 心尖四腔心切面;B. 剑突下切面

ER2-13-1　常规超声图像
心尖四腔心切面

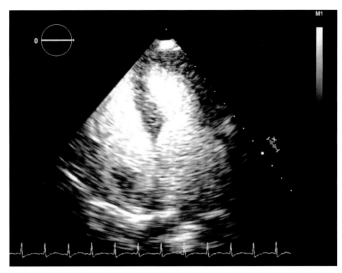

图 2-13-2 左心声学造影
MP 条件下心尖四腔心,充盈缺损区可见造影剂灌注

ER2-13-2 左心声学造影
MP 条件下心尖四腔心,充盈缺损区可见造影剂灌注

4. 超声造影诊断要点 ①右心血栓的超声造影表现为一椭圆形或不规则形的充盈缺损区,与室壁附着面大、基底部较宽,基本无运动,心肌灌注显像显示为无灌注;②右心恶性肿瘤:超声造影表现为一分叶状或不规则形充盈缺损区,基底面宽,运动幅度小或固定不变,心肌灌注显像多显示为高灌注,部分可伴有心包积液。

5. 鉴别诊断 右心房占位中,血栓、黏液瘤和转移瘤应互相鉴别,其鉴别点主要是心肌灌注显像的灌注模式,血栓为无造影剂灌注,黏液瘤为低灌注,转移瘤为高灌注。还需要结合常规超声图像特征和相关病史,如黏液瘤多有蒂,与房壁附着面窄,而血栓、转移瘤附着面大,转移瘤多有原发灶,血栓多伴有心房颤动、二尖瓣狭窄等,见图 2-13-3。

二、左心转移性肿瘤

1. 病史概要 男性,57 岁,肝脏占位,外院心脏超声提示心尖部占位。

2. 常规超声图像 常规超声图像见左心室心尖部范围约 34mm×20mm 的稍高回声区,运动活跃,基底部附着于侧壁心尖段,见图 2-13-4、ER2-13-3。

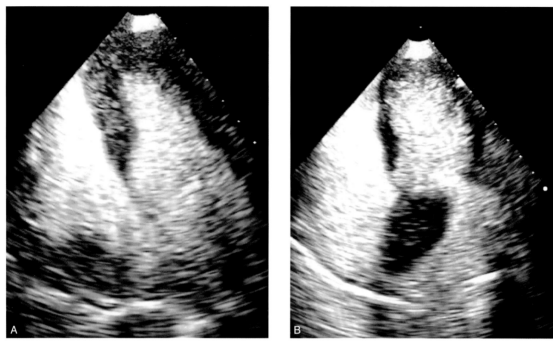

图 2-13-3　左心声学造影

A. 左心声学造影显示右心房转移瘤为高灌注；B. 左心声学造影显示左心房黏液瘤为低灌注

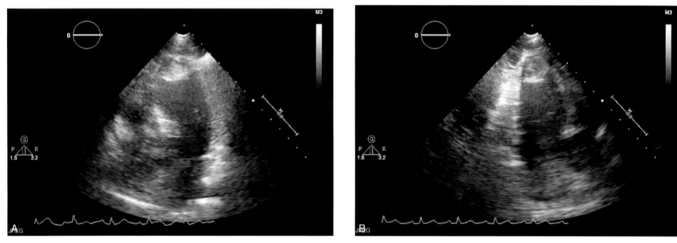

图 2-13-4　常规超声图像

A. 心尖四腔心图像；B. 心尖三腔心图像

ER2-13-3　常规超声图像

3. 超声造影图像 左心腔声学造影显示,左心室腔靠心尖部范围约 26mm×18mm 的充盈缺损区,边界尚清,形态欠规则,该充盈缺损区运动活跃;心肌灌注显像显示其内可见微泡灌注,呈稍高增强,见图 2-13-5、ER2-13-4。

4. 超声造影诊断要点 左心转移性肿瘤多有原发性恶性肿瘤的病史,左心声学造影可见形态不规则,边界不清,活动度差的心腔内充盈缺损区,心肌灌注显像条件下,可见瘤体内部呈高增强,血供较丰富。

5. 鉴别诊断 左心转移性肿瘤多有恶性肿瘤的病史,表现为形态不规则,边界不清,活动度差的不均匀团块,左心超声造影显示充盈缺损区呈高灌注。主要与血栓、黏液瘤相鉴别。血栓基底部较宽,极少有蒂,多数无动度,左心声学造影常显示为无灌注;黏液瘤通常经蒂附着于房间隔、随心动周期在左心房、室间来回甩动,可有分叶,左心声学造影显示为低灌注。

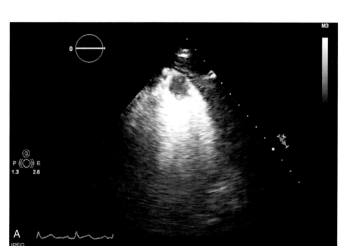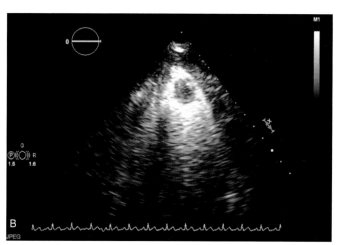

图 2-13-5 左心声学造影
A. LVO 条件下左心声学造影图像;B. MP 条件下左心声学造影图像

ER2-13-4 左心声学造影

第十四节　心脏淋巴瘤

1. 病史概要　女性,6岁,双侧眼睑浮肿,呼吸急促伴精神差1周。

2. 常规超声图像　常规超声图像可见右心房内一不均匀中等回声肿物,边界欠清晰,形态欠规则,可见不规则分叶。肿物与房间隔关系密切。CDFI:心尖四腔心切面显示肿物内血流信号不丰富。由于肿物巨大,干扰右心房内正常血流途径,压迫阻塞上腔静脉入口,阻碍上腔静脉血液回流入右心房。室间隔中间段、心尖段以及左心室侧壁明显增厚,回声减低,心肌运动幅度减小。室间隔基底段心肌厚度正常,回声稍增强。右心房内肿物不规则,见图2-14-1、图2-14-2。

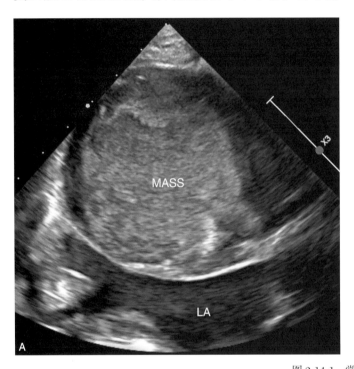

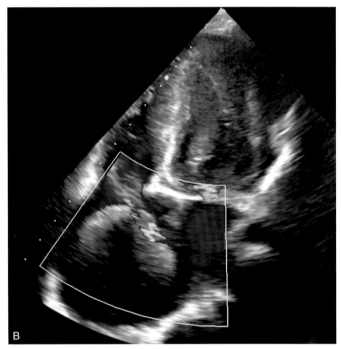

图 2-14-1　常规超声图像

A. 右心房内可见一不均匀中等回声肿物;B. CDFI:心尖四腔心切面显示肿物内血流信号不丰富,干扰右心房内正常血流途径

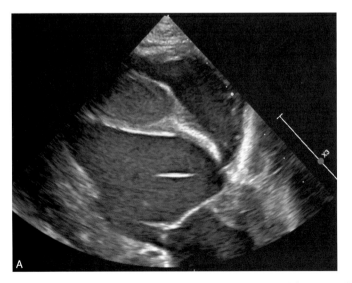

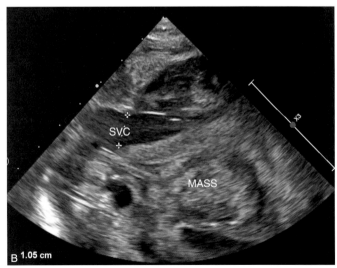

图 2-14-2　常规超声图像

A. 室间隔中间段、心尖段以及左心室游离壁明显增厚,回声减低,心肌运动幅度减小,室间隔基底段心肌厚度正常,回声稍增强;B. 右心房内肿物压迫阻塞上腔静脉入口,阻碍上腔静脉血液回流入右心房。SVC:上腔静脉

3. 超声造影图像 造影剂注入早期可见肿物内点条状微泡进入,随着造影剂进一步注入,可见肿物内树枝状供血血管。在心腔内造影剂对比下可以清晰地显示心房内肿物的边界及轮廓。肿物与房间隔关系密切,分界不清,见图 2-14-3、ER2-14-1。上腔静脉入口被肿物挤压变细,回流受阻,见 ER2-14-2。极低机械指数造影模式下可见室间隔及左心室侧壁心肌灌注延迟,见 ER2-14-3。

4. 超声造影诊断要点 ①随着造影剂进入,病灶内部呈树枝状增强,为丰富血供;②可以显示心脏大血管受累情况;③清晰显示肿物边界及与邻近心内结构位置及侵犯情况;④心肌受累时可以准确测量心肌厚度以及心肌灌注情况;⑤结合淋巴结肿大及其他脏器受累情况,考虑淋巴瘤可能性大。

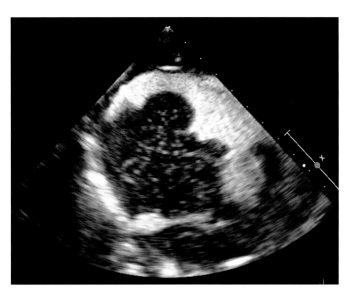

图 2-14-3 超声造影图像

ER2-14-1 超声造影图像

ER2-14-2 超声造影图像
上腔静脉入口被肿物挤压变细,回流受阻

ER2-14-3 超声造影图像
极低机械指数造影模式下可见室间隔及左心室侧壁心肌灌注延迟

5. 其他检查　增强 CT 见右心房顶部软组织密度占位,增强扫描病变强化,病变向上延伸至上腔静脉入口附近,推挤上腔静脉弧形前移变形,余心内结构、左右冠状动脉及心外大血管结构未见受累,见图 2-14-4、图 2-14-5。诊断:右心房及纵隔内肿物,恶性可能性大。

PET-CT 见心脏正常结构显示不清,纵隔内胸腺区、大血管根部及心脏多发软组织密度肿块影,融合成团,最大截面积 10.0cm×8.6cm,示踪剂异常浓集,SUV_{max} 为 10.0。结论:胸部多发软组织肿块、右侧胸膜多发不规则结节样增厚、双侧附件区多发软组织结节,代谢异常增高,考虑为恶性病变,淋巴瘤可能性大。双侧颈部多发代谢不等淋巴结、双肺多发斑片及磨玻璃密度影,代谢异常增高,考虑肿瘤浸润可能性大。

病理提示:非霍奇金淋巴瘤(B 淋巴母细胞型)。

6. 鉴别诊断　心脏淋巴瘤分为原发和继发,原发者少见而继发者相对常见。原发性心脏淋巴瘤病理可见丰富的新生血管,故超声造影多表现为高增强。

(1)与良性肿瘤的鉴别:良性肿瘤多为中等回声,黏液瘤多附于卵圆窝处,活动度较大;脂肪瘤表面光滑多有包膜;弹力纤维瘤最好发于主动脉瓣;横纹肌瘤好发于心室心肌,年龄较小,胎儿期即可发病,有部分病例出生后病灶逐渐消失。超声造影多表现为低增强。血管瘤多表现为心腔内肿物,形态规则,好发于心室,超声造影多表现为高增强。

(2)与肉瘤的鉴别:肉瘤无相关心包或心外病变且容易液化坏死,侵犯心包时心包积液量较多。超声造影多表现为高增强。

(3)与转移瘤鉴别:多有原发病表现。如右心房转移瘤多来源于下腔静脉及肝静脉。左心房转移瘤多来源于肺脏。超声造影多表现为高增强。

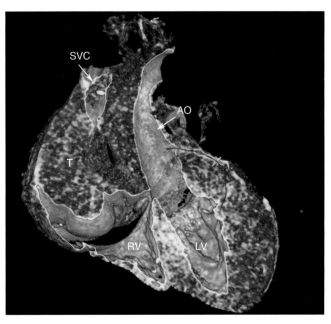

图 2-14-4　增强 CT 图像
SVC:上腔静脉;AO:主动脉;RV:右心室;LV:左心室

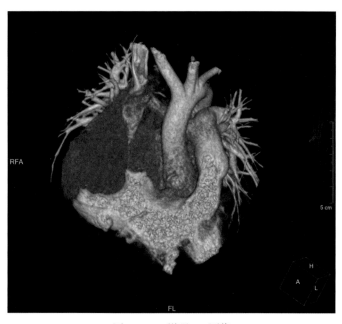

图 2-14-5　增强 CT 图像

第十五节　右心房血管肉瘤

1. 病史概要　女性,39 岁,气促 1 个月。胸部 CT 平扫提示:右侧纵隔内占位,双肺多发结节。

2. 常规超声图像　四腔心切面、剑突下切面分别示右心外上方见巨大囊实性占位,形态不规则,内大部分呈液性暗区、伴絮状回声,实性部分分布于囊壁,形态不规则。CDFI:似见一血流束从右心室侧壁流入该囊实性占位内,囊内分流口周围见絮状回声。右心房受压,伴三尖瓣轻中度反流,肺动脉收缩压 39mmHg。左心及右心室形态、运动正常,见图 2-15-1、ER2-15-1。

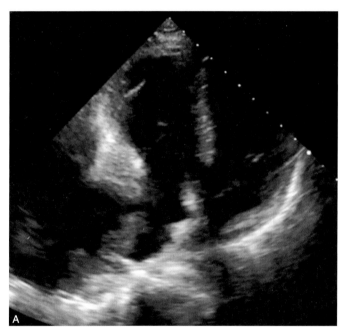

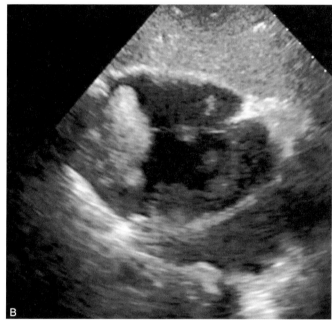

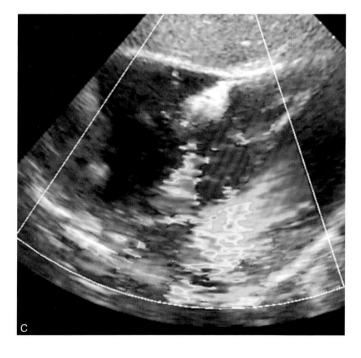

图 2-15-1　常规超声图像
A. 四腔心切面,右心外上方见巨大囊实性占位;B. 剑突下切面,右心外上方见巨大囊实性占位;C. CDFI 似见一血流束从右心室侧壁流入该囊实性占位内

ER2-15-1 常规超声图像

A. 四腔心切面,右心外上方见巨大囊实性占位;B. 剑突下切面,右心外上方见巨大囊实性占位;C. CDFI 似见一血流束从右心室侧壁流入该囊实性占位内

3. **超声造影图像** 心肌灌注显像显示该囊实性包块内无回声区与右心房侧壁相通,囊内经该交通口于 10s 起迅速增强,交通口位置与 CDFI 图像所示分流束位置一致。后包块内无回声区迅速显影,强度与各心腔相当;包块实性区域部分可见增强、部分未见增强,见图 2-15-2、ER2-15-2。

4. **超声造影诊断要点** 考虑到该患者肿块较大,腹部探头显示视野更佳,采用腹部探头进行声学造影。结果显示造影剂通过一交通口由右心房游离壁流入病灶包块内,填充囊性区域,增强强度与心腔相等,提示患者右心房壁破裂、形成假性房壁瘤;包块实性区域部分可见增强、部分未见增强,提示有增强部分可能为肿瘤,肿瘤浸润右心房壁生长,导致右心房壁破裂,而无增强部分可能为假性房壁瘤内血栓,但也不能排除远场声衰减原因。

5. **其他检查** 胸腔镜下肺结节活检提示:转移性血管肉瘤。

6. **鉴别诊断** 本例心脏占位性病变较大,内呈囊实性混合回声,CDFI 和心脏声学造影提示包块与右心房壁相通,需考虑以下鉴别诊断:①先天性房壁瘤/憩室;②右心房壁穿孔。若 CDFI 与声学造影提示该包块与心脏不相通,则需与心包囊肿相鉴别。先天性房壁瘤或心房憩室较为少见,囊内可能有血栓形成,但囊壁菲薄,其内不出现富血供实性团块。右心房壁穿孔原因可能为外伤、医源性损伤以及恶性肿瘤浸润破溃。本例患者无外伤或胸部医源性操作史,结合其双肺多发病灶表现,首先考虑肿瘤可能。心肌灌注显像用于评估瘤体组织灌注情况,发现囊实性包块的实性部分局部呈显著增强,故考虑为富血供组织,支持肿瘤的诊断。结合患者双肺转移表现,以及最终病理结果,均支持右心房恶性肿瘤(血管肉瘤)。

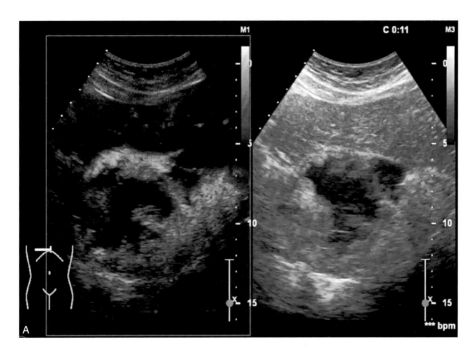

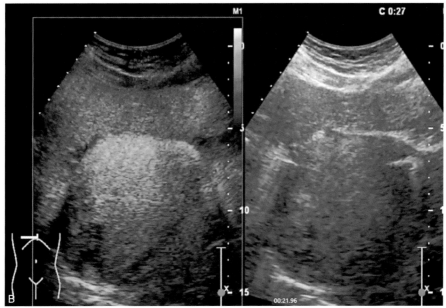

图 2-15-2　心肌灌注显像

A. 囊实性包块内无回声区与右心房经交通口于 10s 起迅速增强；B. 后包块内无回声区迅速
显影,强度与各心腔相当(27s),包块实性区域部分增强

ER2-15-2　心肌灌注显像

<h1 style="text-align:center">第十六节　心 包 病 变</h1>

一、结核性心包炎干酪样坏死团块

1. 病史概要　男，70 岁，反复双下肢水肿 2 个月余。外院超声提示心包积液，双房增大；CT 提示双肺感染，怀疑为结核。结核感染 T 细胞检测提示：310.6pg/ml（参考范围：0~14pg/ml）。

2. 常规超声图像　心外膜中广泛分布高回声团块附着，层厚不一，形态不规则，表面毛糙。周围见大量心包积液。另见双房增大，下腔静脉增宽；室壁收缩幅度正常，可见室间隔"抖皮筋"样活动；另见二尖瓣口 E 峰随呼吸变异率 >25%，符合缩窄性心包炎表现，见图 2-16-1、ER2-16-1。

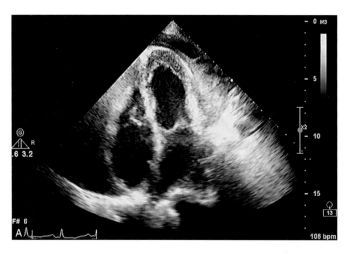

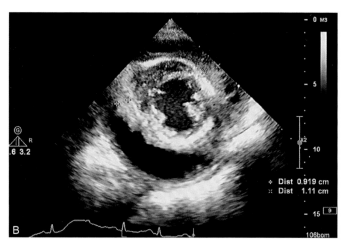

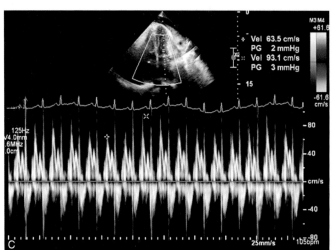

图 2-16-1　常规超声图像
A. 心外膜中广泛分布的高回声团块附着；B. 心外膜中广泛分布的高回声团块附着，周围见大量心包积液（心包腔内无回声区）；C. 二尖瓣口 E 峰随呼吸变异率 >25%

ER2-16-1　常规超声图像
室壁收缩幅度正常，可见室间隔"抖皮筋"样活动

3. **超声造影图像** 心肌灌注显像显示,心外膜高回声占位未见造影剂灌注,图 2-16-1A,多切面观察、数次重复心肌灌注显像确认,心外膜团块始终未见增强,见图 2-16-2、ER2-16-2。

4. **超声造影诊断要点** 心外膜附着的占位经反复心肌灌注显像证实始终未见造影剂灌注,表现为无增强,提示为无血供组织,故考虑肿瘤的可能性较小。

5. **其他检查** 超声引导下心包腔占位穿刺提示:纤维素性变性坏死物。同时引流出黄色浑浊液体 50ml。

6. **鉴别诊断** 本例患者需要与心脏肿瘤和血栓相鉴别,心脏占位病变心肌灌注显像表现为无增强,最多见的是血栓;黏液瘤等缺乏血供肿瘤的心肌灌注显像主要表现为低增强或稀疏增强区域。本例患者的鉴别难点是与血栓的鉴别诊断,需要结合相关病史和临床表现,血栓多见于急性心包腔内出血、心脏压塞的情况,且会有自发去纤维化过程,转亚急性期后血栓可自发溶解,心包穿刺示积液与血液的性状类似,可伴凝血块。

二、心包转移瘤

1. **病史概要** 女性,45 岁,腹胀 10 余天,胸闷 5 天。18 年前因乳腺癌行左侧乳腺切除术。查体:心率 94 次 /min,无杂音,心界扩大。肿瘤标志物 CA-125:132.5U/ml。

2. **常规超声图像** 心包腔可见大量液性暗区,心包腔靠近右心室前壁壁层可见一大小约 20mm×21mm×43mm 低回声区,基底宽,边界清,形态规则,不随心脏搏动活动,内可见数个点状强回声,CDFI 显示其基底部可见少量血流信号,见图 2-16-3、ER2-16-3。

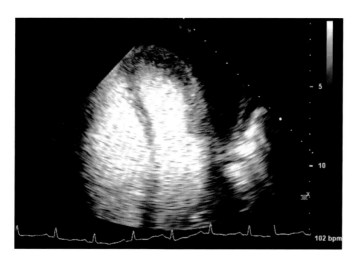

图 2-16-2 超声造影图像
心尖四腔心切面,第二次注射造影剂时(待前次造影剂基本廓清)心肌灌注显像图像

ER2-16-2 超声造影图像
心尖四腔心切面,第二次注射造影剂时(待前次造影剂基本廓清)心肌灌注显像图像

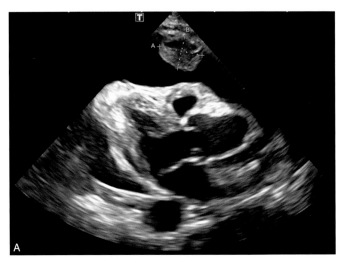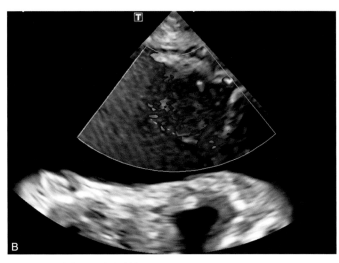

图 2-16-3　常规超声图像　经胸超声心动图胸骨旁左心室长轴切面
A. 心包腔右心室前壁壁层低回声团块；B. CDFI 示其基底部可见少量血流信号

ER2-16-3　常规超声图像
心包腔右心室前壁壁层低回声团块不随心脏搏动活动

3. **超声造影图像**　心包腔靠近右心室前壁壁层低回声团块内可见造影剂明显不均匀灌注增强，30s 左右显影达到高峰，其后逐渐衰减，符合高灌注"快进快出"的特点，见图 2-16-4、ER2-16-4 和 ER2-16-5。

4. **超声造影诊断要点**　右心房、右心室增强显影时，病灶基底部及内部开始显影；左心房、左心室增强显影时，病灶内显影达到高峰；其后逐渐衰减，迅速消退，符合多数恶性肿瘤"快进快出"的造影特点。

5. **其他检查**　超声引导下行心包穿刺术：引流出红色液体，心包积液细胞块及涂片镜检见少量非典型细胞，结合细胞形态学及免疫细胞化学结果，支持肿瘤性病变，考虑为低分化腺癌，见图 12-6-5。

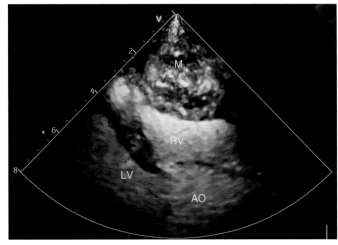

图 2-16-4　左心声学造影
超声造影胸骨旁左心室长轴切面见低回声团块内造影剂明显不均匀灌注增强
M：低回声团块；LV：左心室；RV：右心室；AO：主动脉

心脏超声造影胸骨旁左心室长轴切面见右心房、右心室增强显影时，低回声团内快速充盈

心脏超声造影胸骨旁左心室长轴切面：左心房、左心室增强显影时，低回声团内显影达到高峰，其后逐渐衰减

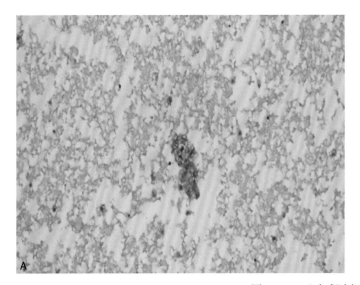

图 2-16-5 心包积液细胞块及涂片镜检图像
见少量非典型细胞

6. 鉴别诊断 与心包原发性肿瘤鉴别：心包转移瘤多为其他部位转移而来的恶性肿瘤，多由白血病、肺癌、恶性淋巴瘤、乳腺癌等转移或侵袭心包所致。常规超声多呈不均匀低回声肿块，超声造影表现为病变内部及周边"快进快出"不均匀的造影剂灌注增强。原发性心包肿瘤罕见，可分为良性与恶性两类。原发性恶性心包肿瘤通常来源于心包间皮，多为间皮瘤或间皮肉瘤，内部回声多较致密，与心包脏、壁层广泛粘连，心包膜增厚。超声造影上，与周围心肌灌注相比，富血供或大多数恶性肿瘤会明显灌注增强，而一些间质肿瘤血供差，则表现为低增强。心包转移瘤与心包原发肿瘤的鉴别往往也需要结合患者病史以及 CT、MRI、实验室检查以明确诊断。

三、心包淋巴瘤

1. 病史概要 女性，70 岁，咳嗽、咳痰伴低热 3 天。查体：左侧腹股沟淋巴结肿大。腹股沟淋巴结超声检查提示：左腹股沟淋巴结肿大，较大者 34mm×28mm。CT检查提示：右心占位，伴多发纵隔淋巴结肿大。

2. 常规超声图像 心尖四腔心切面及剑突下切面均可见三尖瓣环位置紧邻心脏右侧见一大小约 42mm×29mm 的低回声团块，边界尚清，形态尚规则，右心房右心室侧壁局部受压，见图 2-16-6、ER2-16-6。

3. 超声造影图像 右心房右心室壁外侧低回声于造影剂注射 9s 后开始增强，呈快速增强，其内似见一粗大供血动脉；14s 达峰，呈高增强，后逐渐消退为低增强，见图 2-16-7、ER2-16-7。

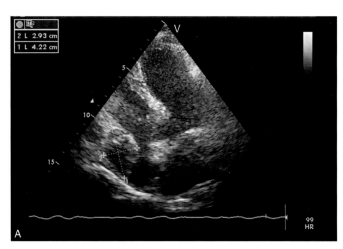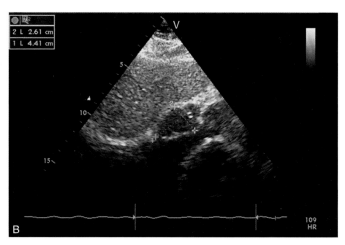

图 2-16-6　常规超声图像

A. 心尖四腔心切面；B. 剑突下切面：三尖瓣环位置紧邻心脏右侧见一低回声团块，右心房右心室侧壁局部受压

ER2-16-6　常规超声图像

A. 心尖四腔心切面；B. 剑突下切面

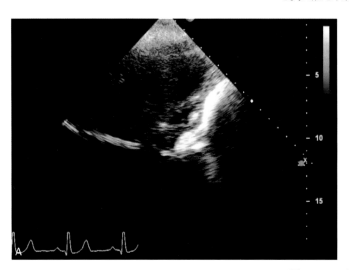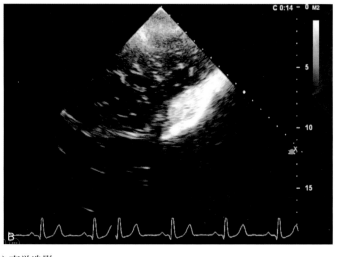

图 2-16-7　左心声学造影

A. 右心室壁外侧低回声造影后快速增强，其内似见一粗大供血动脉；B. 达峰后逐渐消退为低增强

ER2-16-7　左心声学造影

4. 超声造影诊断要点 右心房右心室外侧肿块呈快速高增强,提示肿块为全实性,且为富血供病变,肿瘤可能性大。

5. 其他检查 病理提示:腹股沟淋巴结活检为高级别 B 细胞淋巴瘤。

6. 鉴别诊断 心脏占位性病变行左心声学造影可在一定程度上帮助定性鉴别:若肿块无增强,可能为囊性且与心腔不相通的结构或者血栓;低增强的通常为黏液瘤;高增强的通常为富血供的肿瘤(可能是良性或恶性的心脏肿瘤,包括转移瘤)。

四、心包间皮瘤

1. 病史概要 女,62 岁,咳嗽咳痰 2 个月,胸闷1 个月,伴发热 3 天。外院检查提示:CA-125 明显升高(886.8U/ml)。胸部 CT 提示:纵隔淋巴结多发肿大。

2. 常规超声图像 左心心外膜见中等回声层附着,向心包腔生长,局部与心包壁层融合,形态不规则,较厚处约 32mm,自房间隔顶部、左心房外侧壁、左心室外侧壁延续至心尖部,与心肌分界不清。左心室心内膜层收缩活动正常,心外膜层舒缩活动明显受占位层限制。另见心包腔少量积液,见图 2-16-8、ER2-16-8。

3. 超声造影图像 心外膜占位于造影剂注射 14s 后开始呈均匀性增强,与周围心肌无明确分界,22s 后达到高峰后开始缓慢消退。另心包腔部分区域始终无增强。左心房壁肿块位于远场,声衰减明显,心肌灌注显像显示不佳,见图 2-16-9、ER2-16-9。

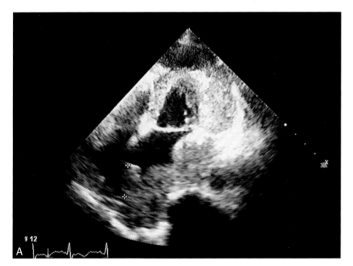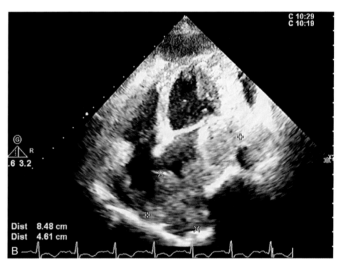

图 2-16-8 常规超声图像
A. 占位二维图像;B. 心包腔少量积液

ER2-16-8 常规超声图像
左心室心内膜层收缩活动正常,心外膜层舒缩活动明显受占位层限制

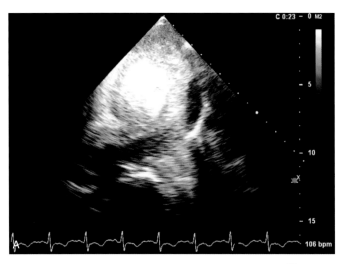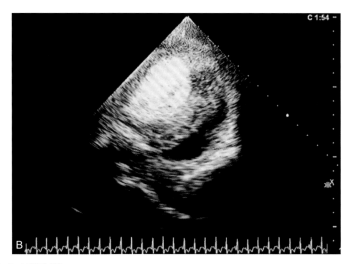

图 2-16-9 左心声学造影
A. 造影剂注射 23s；B. 心包腔部分区域始终无增强（1 分 54 秒）

ER2-16-9 左心声学造影

4. **超声造影诊断要点** 心外膜占位呈快高增强，强度与心肌类似，提示富血供病变，结合其浸润性生长的形态特点，考虑为恶性肿瘤；心包腔内未增强区域为心包积液。

5. **其他检查** CT 引导下纵隔肿块活检提示：恶性间皮瘤。

6. **鉴别诊断** MCE 对心包间皮瘤的诊断有一定的定性作用，高增强提示富血供的心脏肿瘤。本例还需强调二维形态和功能观察的重要性，需注意心外膜弥漫性占位和室壁增厚的鉴别；本例心外膜占位匍匐生长，仔细多切面观察可见其不仅限于左心室侧壁，还累及左房壁、左房顶、心尖部，导致左房壁显著"增厚"，有助于识别；此外占位层在整个心动周期中无明显主动舒缩活动，较为僵硬，回声、纹理也较正常心肌不同，有助于和室壁肥厚的鉴别。

五、心包假性囊肿

1. **病史概要** 女性，27 岁，间断腹胀 1 年伴胸闷 1 个月。既往无肿瘤、结核、外伤及手术史。查体：血压 96/70mmHg，心率 68 次 /min，无杂音，心界扩大，肝肋下约 4cm，双下肢轻度凹陷性水肿。肿瘤标志物 CA-199：36.9kU/L，B 型尿钠肽前体（PRO-BNP）：6 450ng/L。

2. **常规超声图像** 双房增大，右心室前壁前方可见一大小约 80mm×38mm×31mm 的不均匀低回声团块，低回声团与右心室前壁界限清，边缘光整，似有包膜，内可见散在无回声及高回声区。CDFI 示其内未见血流信号，右心室及三尖瓣环明显受压变形，心包局部回声增强，见图 2-16-10。

3. **超声造影图像** 右心室前壁前方低回声团内未见造影剂增强，其周边可见少量造影剂增强。超声诊断结论：右心室前壁前方低回声团（考虑来源于心包或前纵隔，良性囊性病变可能性大），见图 2-16-11、ER2-16-10 和 ER2-16-11。

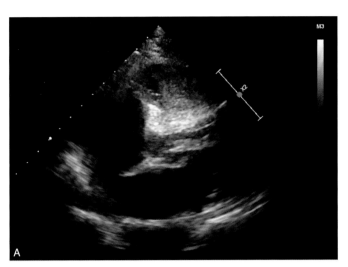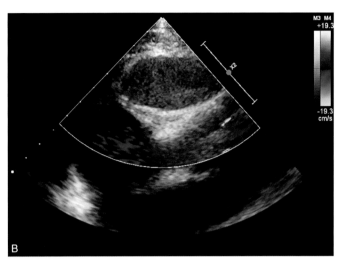

图 2-16-10　常规超声图像　经胸超声心动图剑突下四腔心切面
A. 右心室前方不均匀低回声团,右心室受压变形;B. CDFI 示其内未见血流信号

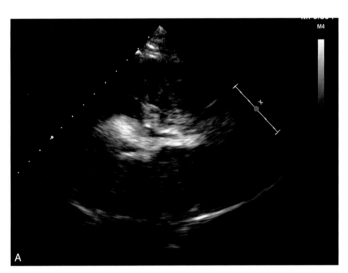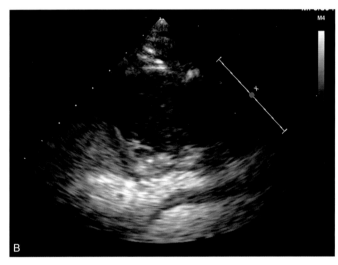

图 2-16-11　左心声学造影经胸超声心动图剑突下四腔心切面心脏超声造影
A. 右心房右心室增强显影时,低回声团内无增强;B. 左心房左心室增强显影时,其周边少量增强

ER2-16-10　左心声学造影剑突下四腔心切面
右心房右心室增强显影时,低回声团内无增强

ER2-16-11　左心声学造影剑突下四腔心切面
左心房左心室增强显影时,低回声团周边少量增强

4. 超声造影诊断要点 心包假性囊肿内部多无造影剂灌注,周边可有少量造影剂增强,与囊壁是否含有小血管有关。

5. 其他检查 胸部 CT 提示:右心室前方占位性病变,见图 2-16-12。

心脏动态增强 MRI 提示:心包增厚,心包前梭形增厚,呈混杂 T_1 混杂 T_2 影,未见延迟强化,见图 2-16-13。

术中病理提示:部分脏壁层心包紧密粘连,呈盔甲状,在右心室前方、膈肌上方及下腔静脉入口处形成一大小约 92mm×51mm×43mm 的囊肿,囊内可见暗红色凝乳状坏死物,囊内容物病理为大量纤维素性渗出及中性粒细胞浸润,局灶血肿机化,点灶钙化,抗酸染色及 TB-DNA 为阴性,囊壁为玻璃样变的纤维组织,无被覆上皮,间质内有扩张充血的小血管。病理诊断:心包假性囊肿。

6. 鉴别诊断

(1)与真性心包囊肿鉴别:真性心包囊肿约 2/3 位于右前心膈角,多位于膈肌上,典型者呈"泪滴状"伏在心包旁,多为单房,也可为多房,边缘光滑锐利,囊壁多菲薄透明,因大部分含清亮液体,因此囊内透声良好,周边及内部无血流信号。超声造影表现为内部无造影剂灌注。

(2)与心脏的假性室壁瘤鉴别:假性室壁瘤由于室壁破裂,血流缓慢流入心包所成的局限性瘤体,其中可发现低回声凝血块。鉴别要点为假性室壁瘤与心腔相通,可见交通口有血流和造影剂通过。

(3)与心包憩室的鉴别:主要鉴别点为心包憩室的间隙与心包腔相通。

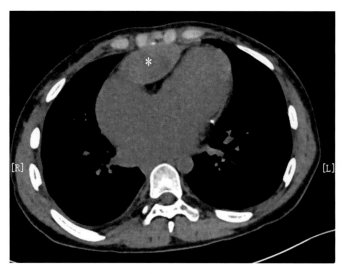

图 2-16-12 胸部 CT 图像
右心房增大,右心室前方占位性病变

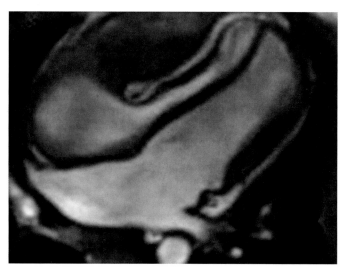

图 2-16-13 心脏动态增强 MRI 图像
右心室流入道受压变窄,右心室整体收缩及舒张功能受限,心包明显增厚,心包前可见梭形增厚,呈混杂 T_1 混杂 T_2 影,未见明显延迟强化

第十七节 巨大冠状动脉瘤

1. 病史概要 男性,29岁,左下肢静脉迂曲扩张3年余,伴溃疡形成3个月余。既往因下肢静脉曲张行大隐静脉高位结扎术。查体:血压150/96mmHg,心率100次/min,左下肢静脉曲张,足踝部溃疡形成。心电图及心肌酶谱均正常。

2. 常规超声图像 右心室增大,右心房外侧可见一大小约101mm×89mm×92mm的囊状回声,形态规整、壁薄,内可见缓慢的漩涡状自发显影,致右心房及三尖瓣口明显变形。CDFI:三尖瓣口血流束受压变细,流速增快,E峰1.9m/s,A峰1.7m/s。另外,右冠窦前上方可见一大小约36mm×22mm的囊状回声,通过右冠状动脉与主动脉窦相通,主动脉根部左侧可见迂曲扩张血管回声,内径约15mm,开口显示不清。心包腔可探及液性暗区,右心室前壁前方深约2~11mm,见图2-17-1、图2-17-2、图2-17-3和ER2-17-1。

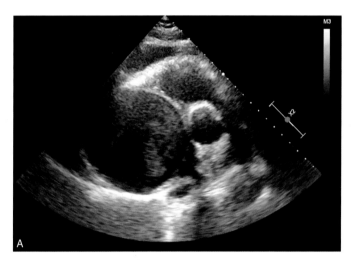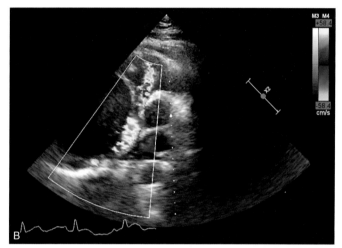

图 2-17-1 常规超声图像
经胸超声心动图胸骨旁大动脉短轴切面
A. 右心房外侧可见巨大囊状回声,致右心房及三尖瓣口受压变形,右心室增大,心包积液;B. CDFI示三尖瓣口血流束受压变细,流速增快

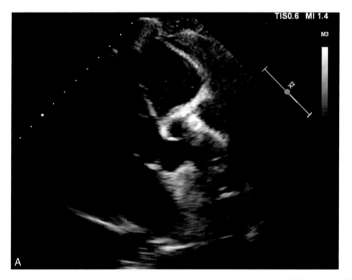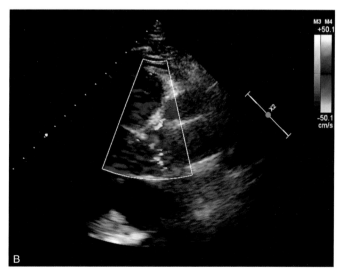

图 2-17-2 常规超声图像
经胸超声心动图胸骨旁大动脉短轴切面
A. 右冠窦上方囊状回声通过右冠状动脉与主动脉窦相通;B. CDFI示囊状回声内血流来自主动脉

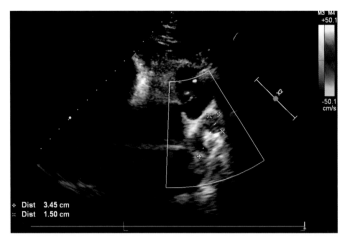

图 2-17-3　常规超声图像
主动脉根部左侧可见迂曲扩张血管回声

ER2-17-1　常规超声图像
A. 右心房外侧巨大囊状回声内可见自发显影；B. 彩色多普勒示三尖瓣口血流束受压变细

3. **超声造影图像**　左心腔内造影剂充分显影时，囊状回声内未见造影剂灌注。右心房外侧巨大囊状回声内在右心房显影后约 30s 可见造影剂显示，约 60s 后显影达到峰值，约 120s 后造影剂逐渐缓慢消退，右冠窦上方囊状回声与主动脉根部同时显影，主动脉左侧迂曲扩张血管，在主动脉根部显影 5~6 个心动周期后内可见造影剂充填，见图 2-17-4、ER2-17-2。

4. **超声造影诊断要点**　①冠状动脉走行相应区域出现球形、囊形、梭形扩张，或呈串珠样改变；②造影剂于右心显影 3~5 个心动周期后显影，开始显影时间及峰值强度与瘤体所在部位及大小有关；③瘤体内血流可呈漩涡样改变。

5. **其他检查**　冠状动脉 CTA 提示：右心缘巨大瘤样低密度影，与右冠主干中远段分界不清，动脉期边缘见造影剂影，延迟期病变后壁见造影剂充填，右心房明显受压；左冠状动脉主干（LM）远端、前降支（LAD）近中段瘤样扩张，管壁钙斑，并附壁血栓形成，LAD 中段局限性狭窄；心包积液，见图 2-17-5A。

心脏 MRA 提示：右心外侧心包内巨大短 T_1 长 T_2 信号影，边界清，右侧局部见裂隙状无信号影，首过灌注见轻度强化；右心房受压显著；右心室中间段及心尖弥漫心肌梗死；轻度主动脉关闭不全；心包积液，见图 2-17-5B。

冠状动脉造影（CAG）提示：RCA 开口至近段可见瘤样扩张，中段瘤样扩张，瘤体巨大；LM 内膜不光滑，LM 中段至 LAD 近段可见血管瘤样扩张；LAD 中段可见瘤样扩张，见 ER2-17-3。

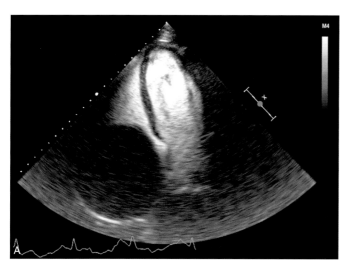
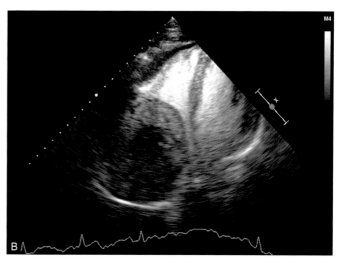

图 2-17-4 超声造影图像
心尖四腔心切面
A. 左心充分显影时,巨大囊状回声内未见造影剂灌注;B. 右心房显影后约 60s,巨大囊状回声内显影达到峰值

ER2-17-2 超声造影图像
A. 心尖四腔心切面:左心显影良好时,囊状回声内未见造影剂灌注;B. 心尖四腔心切面:右心房外侧巨大囊状回声内在右心房显影后约 30s 缓慢显影;C. 胸骨旁左心室长轴切面:右冠窦上方囊状回声与主动脉根部同时显影

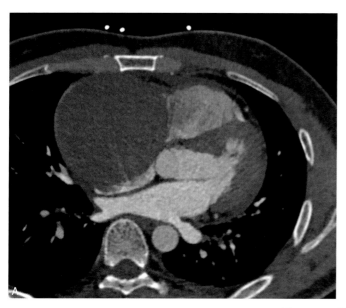
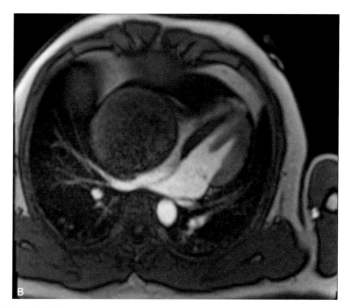

图 2-17-5 其他影像学图像
A. 冠状动脉 CTA:右心缘巨大瘤样病灶,与右冠状动脉分界不清;B. 心脏 MRA:右心外侧心包内巨大短 T_1 长 T_2 信号影,首过灌注见轻度强化

ER2-17-3　CAG 图像
A. 右冠状动脉开口至近段巨大扩张瘤体；B. 左冠状动脉主干及前降支瘤样扩张

6. 鉴别诊断

（1）心包囊肿：囊肿位于心脏轮廓外，与心包相连，囊壁光滑，钙化时可见强反射带状或斑点状回声，囊腔内为液性暗区，CDFI 无血流信号，无造影剂灌注。

（2）冠状动脉瘘：多为先天性，冠状动脉为全程扩张，右冠状动脉 - 右心室瘘最为常见，超声可探及冠状动脉与心腔或大动脉之间的瘘口，瘘口处亦可有冠状动脉瘤形成，CDFI 可见血流通过，造影剂于冠状动脉和心腔或大动脉内几乎同步显影。

（3）心包畸胎瘤：可见钙化或牙齿等强回声，造影剂可见稀疏或部分增强，强度低于心肌。

第十八节 Takayasu 大动脉炎并多发动脉瘤

1. 病史概要 女性，44 岁，胸痛、胸闷 5h。既往史：Takayasu 大动脉炎、白血病干细胞移植术后、脊髓神经纤维瘤。

2. 常规超声图像 左心房扩大，左冠状动脉主干内径约 8mm，前降支内径约 7.2mm，回旋支内径约 11.5mm，距开口约 10mm 处可见回旋支呈瘤样扩张，大小约 46mm×26mm，内可见低回声充填。CDFI：内未见明显血流信号，考虑为冠状动脉瘤体内血栓形成并管腔闭塞。右冠状动脉主干内径约 4.8mm。右冠状动脉窦呈串珠样改变，较宽处约 9mm。右侧颈内动脉距分叉处约 15mm 处局部呈瘤样扩张，范围约 20mm×10mm，左侧颈内动脉呈瘤样迂曲扩张，范围约 34mm×13mm，管壁增厚，约 1.5mm。腹腔干起始部呈梭形扩张，内径约 12.7mm，CDFI 显示血流通畅。双侧股动脉及腹主动脉管壁不规则增厚，见图 2-18-1、图 2-18-2 和 ER2-18-1。

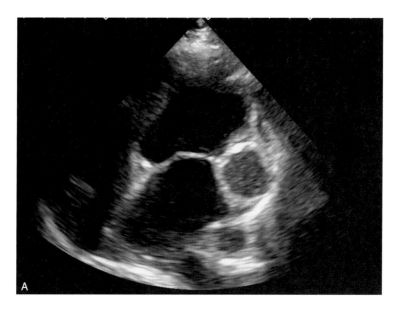

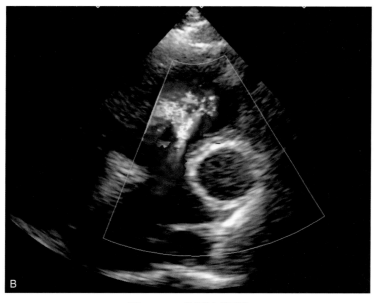

图 2-18-1 常规超声图像
经胸超声心动图胸骨旁四腔心切面
A. 左冠状动脉回旋支呈囊样扩张，内可见低回声充填；B. CDFI 示低回声内未见明显血流信号

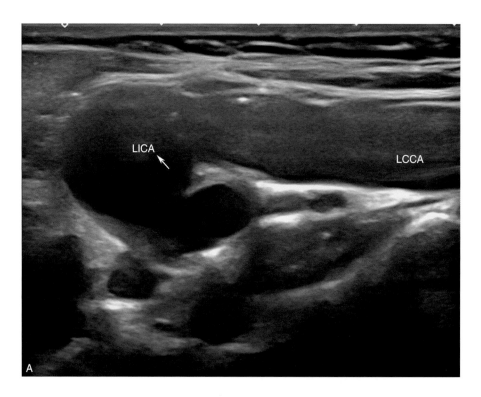

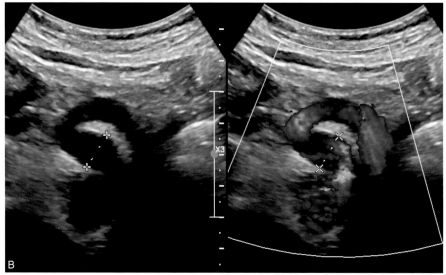

图 2-18-2　常规超声图像

A. 左侧颈动脉长轴切面示左侧颈内动脉呈瘤样迂曲扩张,管壁增厚(LICA:左侧颈内动脉;LCCA:左侧颈总动脉);B. 剑突下腹腔干长轴切面:腹腔干起始部呈梭形扩张,彩色多普勒示内血流通畅

ER2-18-1　常规超声图像

A. 二尖瓣短轴切面示左心室侧壁-后壁旁左冠状动脉回旋支呈瘤样扩张,内可见低回声充填;B. 胸骨旁四腔心切面 CDFI 示左冠状动脉回旋支内未见明显血流信号;C. 左侧颈动脉长轴切面示左侧颈内动脉呈瘤样迂曲扩张,管壁增厚

3. 超声造影图像　左心室侧壁 - 后壁旁左冠状动脉回旋支局部瘤样增宽处内未见造影剂显影,考虑为冠状动脉瘤体内血栓形成并管腔闭塞,见图 2-18-3、ER2-18-2。

4. 超声造影诊断要点　①大动脉炎累及的增厚血管壁内可见短线状造影剂增强;②动脉瘤处血流缓慢,造影剂可呈漩涡样改变;③若合并血栓形成、管腔闭塞,则无造影剂灌注。

5. 其他检查　胸部 CT 提示左心房左侧异常密度影,边缘可见环形钙化,见图 2-18-4。

MRI 血管斑块成像提示:双侧颈内动脉 C_{1-2} 段管腔粗细不均,见多发大小不等的囊状低密度影,增强后壁局部强化,考虑多发动脉瘤形成,管腔局部炎性细胞浸润可能,见图 2-18-4。

6. 鉴别诊断　大动脉炎(Takayasu arteritis, TA)是一种累及主动脉及其主要分支的慢性、非特异性大血管炎,属于自身免疫性疾病的一种罕见类型,可导致不同部位动脉的节段性狭窄、闭塞、扩张或动脉瘤形成,并出现相应部位缺血的临床表现。超声造影在判断大动脉炎是否处于疾病活动期上有突出表现,活动期可见增厚的管壁内出现大量点状、短线状造影剂增强,而非活动期则见稀疏或无造影剂进入。动脉扩张或形成动脉瘤时需要与假性动脉瘤鉴别,主要鉴别点在于假性动脉瘤可见造影剂自破口流入,其内造影剂消退相对迟缓。若有管腔闭塞或血栓形成,则局部无造影剂灌注显影。

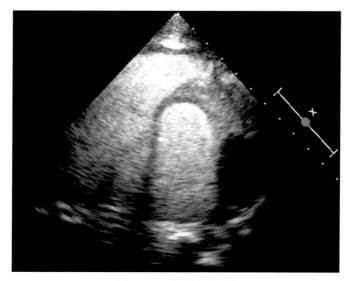

图 2-18-3　超声造影图像

心脏超声造影二尖瓣短轴切面:左心室侧壁 - 后壁旁左冠状动脉回旋支局部瘤样增宽处内未见造影剂显影

ER2-18-2　超声造影图像

左心室侧壁 - 后壁旁左冠状动脉回旋支局部瘤样增宽处内未见造影剂显影

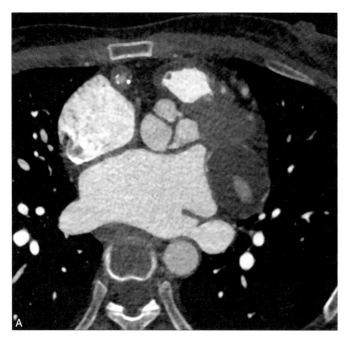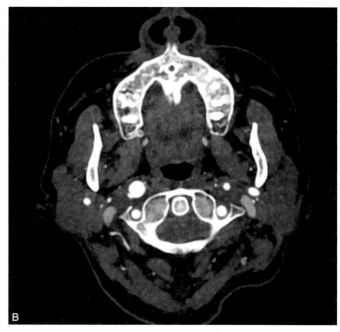

图 2-18-4　其他影像学检查

A. 胸部 CT 示左心房左侧异常密度影,边缘可见环形钙化;B. MRI 血管斑块成像示双侧颈内动脉 C_{1-2} 段粗细不均

第十九节 Bentall 术后吻合口漏

1. 病史概要 男性,46 岁,因主动脉窦瘤、主动脉瓣重度关闭不全行 Bentall 术,复查。

2. 常规超声图像 人工升主动脉下段受压变形,前后径约 16mm,左右径约 28mm,CDFI 示血流速度增快。人工血管后方可见一低 - 无回声区,大小约 94mm×61mm×81mm,内可见一大小约 57mm×39mm 的囊腔,囊腔内可见漩涡状血流信号,周边可见"月牙

形"低回声,考虑吻合口漏并自体主动脉瘤内血栓形成,见图 2-19-1。

3. 超声造影图像 人工血管内血流通畅,人工血管后方,与自体主动脉根部动脉壁间低 - 无回声团块内可见造影剂进入,呈漩涡状改变,范围约为 56mm×40mm×52mm,低回声内无造影剂进入,见图 2-19-2、ER2-19-1。

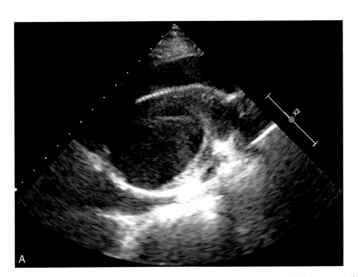
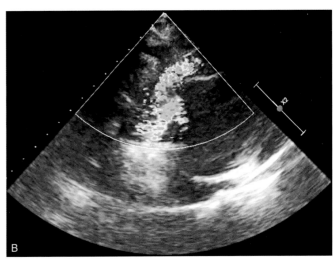

图 2-19-1 常规超声图像
经胸超声心动图胸骨旁左心室长轴切面

A. 人工血管明显受压,后方自体升主动脉根部囊状扩张,内可见自发显影,并可见"月牙形"低回声附壁;B. CDFI 示人工血管内血流速度加快,其后方自体升主动脉根部囊状扩张部分内未见明显血流信号

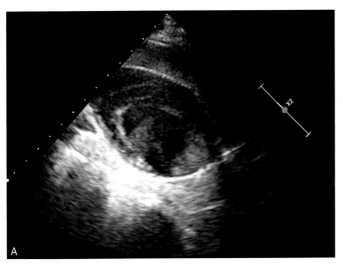
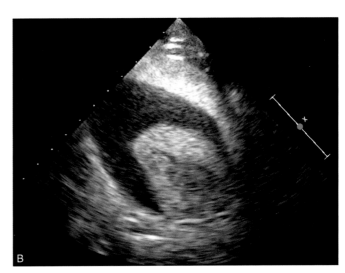

图 2-19-2 超声造影图像
经胸超声心动图人工血管长轴切面

A. 人工血管显影时,自体升主动脉根部囊状扩张的血管壁与人工血管间可见造影剂进入,呈漩涡状;B. 随造影剂浓度的增加,自体升主动脉根部囊状扩张的动脉瘤轮廓及瘤壁、瘤腔也逐渐显示清楚

ER2-19-1　超声造影图像

心脏超声造影人工血管长轴切面

A. 造影剂开始进入人工血管时,人工血管后方自体升主动脉根部囊状扩张的动脉瘤内也开始显影;B. 随着造影剂浓度增加,人工血管后方自体升主动脉根部囊状扩张的动脉瘤轮廓及瘤壁、瘤腔也逐渐显示清楚;C. 人工血管受压变形,人工血管后方自体升主动脉根部囊状扩张的动脉瘤上的血栓及瘤腔轮廓清晰显示

4. 超声造影诊断要点　造影剂进入人工血管后,自体升主动脉囊状扩张的动脉瘤内也逐渐显影,显影速度及浓度取决于漏口大小。若瘤壁上有血栓形成,则其内无造影剂灌注。

5. 其他检查　CTA 提示:升主动脉瘤样扩张,内可见人工血管环形高密度影,内可见明显增强,人工血管与升主动脉管壁间轻度增强,并可见"月牙形"低密度影,见图 2-19-3。

6. 鉴别诊断　Bentall 术后吻合口漏主要表现为人工血管与自体血管之间形成"月牙形"、圆形囊性回声,或原有升主动脉瘤瘤体增大。二维超声可以多角度、实时动态观察瘤体部位、形状、大小、瘤壁及漏口情况。CDFI 观察破口处血流较敏感。经食管超声分辨率更高,且不受人工瓣膜、人工血管影响。超声造影可以更加敏感地明确漏口及动脉瘤轮廓、大小、形态及瘤体内有无血栓形成。

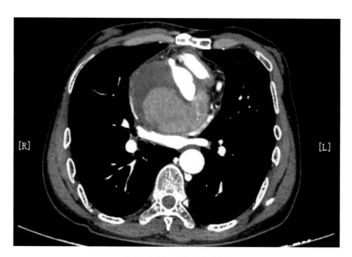

图 2-19-3　CTA 图像

人工血管与瘤样扩张的升主动脉管壁间轻度增强,并可见"月牙形"低密度影

第二十节　肺动脉原发肿瘤

1. **病史概要**　男性，11 岁，活动后胸闷、呼吸困难伴心慌 1 个月余，加重 2h。查体：体温 36.5℃，脉搏 80 次 /min，呼吸 18 次 /min，血压 96/63mmHg。

2. **常规超声图像**　常规超声图像左心室长轴切面，显示右心室增大，室间隔偏向左心室侧，左心室内径偏小。大动脉短轴切面，在肺动脉主干可及大小 35mm×28mm 的等回声团块，边界清晰，有包膜，附着于肺动脉主干处基底较窄，随心动周期有明显活动度。CDFI 显示肺动脉主干因肿块所致梗阻。连续多普勒测量肺动脉流速增快约 4m/s，压差约 64mmHg，见图 2-20-1、图 2-20-2 和 ER2-20-1。

3. **超声造影图像**　超声造影示病灶内较稀疏造影剂进入。病灶附着于肺动脉主干外侧壁，附着处基底较窄，约 8mm，边缘光整，附着处无明显造影剂供应，见图 2-20-3、ER2-20-2。

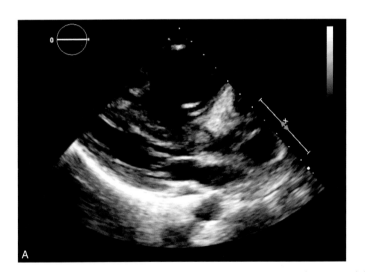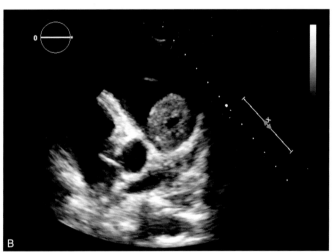

图 2-20-1　常规超声图像
A. 左心室长轴切面显示右心室增大；B. 大动脉短轴切面显示肺动脉主干内占位

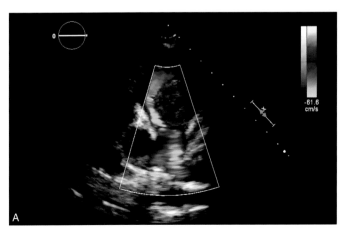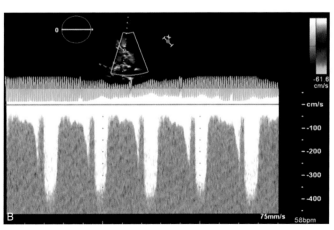

图 2-20-2　常规超声图像
A. CDFI 显示肺动脉主干因肿块所致梗阻；B. 频谱多普勒测量肺动脉流速及压差

ER2-20-1　常规超声图像

A. 动态观察左心室长轴右心增大情况；B. 动态观察右心室流出道及肺动脉占位随心动周期
摆动情况；C. 动态观察右心室流出道及肺动脉占位造成的梗阻情况

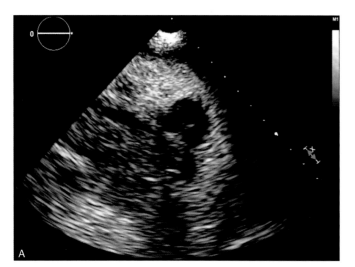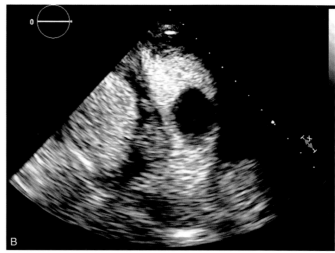

图 2-20-3　超声造影图像

A. 病灶内较稀疏造影剂进入；B. 造影后清晰显示病灶基底部和边界

ER2-20-2　超声造影图像

A. 动态观察病灶内造影剂充填情况；B. 动态观察病灶的边界及活动度

4. 超声造影诊断要点　原发于心脏的肿瘤少见，75% 以上为良性，其中黏液瘤多见；心脏血管瘤罕见，占心脏肿瘤的 0.8%。心脏血管瘤的临床表现决定于肿瘤的部位和大小，较常出现在左心室、右心室，压迫或阻塞心脏流出道。二维超声心动图图像可以观察和评估病灶的大小、形态、位置、质地、活动度等特点，结合彩色多普勒可以评估病灶对心脏血流动力学的影响。心脏声学造影可以在二维超声心动图的基础上为心脏占位性病变的性质提供重要的诊断价值。造影后病灶的边界、范围显示更清晰，根据病灶内的造影增强程度评估病灶的血供情况，进一步对病灶性质做出判断。

5. 其他检查　心脏 MRI 显示右心室流出道、肺主动脉分叉处及左肺动脉可见团块状等 T_1 稍长 T_2 信号影,压脂序列呈稍高信号,病变大小约为 34mm×27mm,病变随心动周期摆动。静脉注入造影剂后:心肌首过灌注心肌未见明显异常信号,延迟强化示右心室流出道、肺主动脉分叉处及左肺动脉异常信号可见明显不均匀强化。病理标本免疫组化诊断为:(心脏)血管源性肿瘤,倾向于微静脉性血管瘤。

6. 鉴别诊断　早期发现及鉴别心脏占位性病变对患者的治疗及预后具有重要意义。心脏声学造影借助超声造影剂评估微循环血流灌注,能明显提高超声诊断心脏占位性病变性质的准确性,对于鉴别心脏肿瘤、心内血栓、心内异常结构等具有较高的临床价值。通过目测法可对病灶进行定性诊断:病变无明显增强者多为血栓,病变增强程度低于邻近心肌者多为良性病变,病变增强程度高于邻近心肌者多为恶性病变。

第二十一节 肺动脉转移性肿瘤

1. 病史概要 男性,41 岁,腹痛伴巩膜黄染 7 天入院,伴食欲低下,精神稍差,体力差,食欲欠佳,近 4 个月体重下降约 13kg。CT 提示:左肺门占位伴左上肺阻塞性炎症。纵隔多发淋巴结肿大,转移可能性大。心包少量积液。腹膜后、腹腔多发占位。腹膜后多发淋巴结肿大。MRI 提示:①腹腔、腹膜后乏血供占位性病变;②腹膜后多发肿大淋巴结;③纵隔及左肺异常信号。行超声引导下腹膜后实性占位穿刺活检病理提示:小细胞癌,考虑为转移来源。患者给予 EP 方案化疗。

2. 常规超声图像 常规超声于右心室流出道切面扫查,肺动脉瓣上可及等回声团块,范围约 65mm×32mm,该病灶形态极不规则,成融合状,以较宽阔基底附着于肺动脉主干,随心动周期,无明显活动度。于大动脉短轴切面扫查,可及肺动脉主干内等回声团块,该病灶包绕左冠状动脉周围。在肺动脉分叉后方纵隔处,亦可探及等回声团块,见图 2-21-1、ER2-21-1。

3. 超声造影图像 超声造影右心室流出道切面扫查,可及病灶内有点状造影剂信号。于大动脉短轴切面扫查,可及部分病灶内有树枝状造影剂信号,部分病灶内无造影剂信号。提示病灶有稍丰富滋养血管供应,病灶较大,内有部分组织坏死,见图 2-21-2、ER2-21-2。

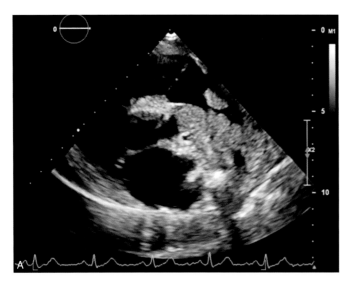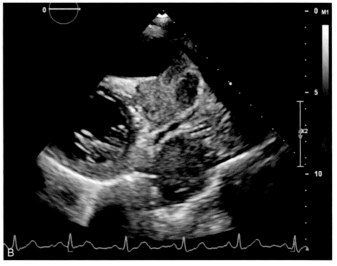

图 2-21-1 常规超声图像

A. 右心室流出道切面显示肺动脉瓣上占位;B. 大动脉短轴切面显示肺动脉主干内占位

ER2-21-1 常规超声图像

A. 显示右心室流出道的占位性病变;B. 肺动脉处占位性病变随心动周期无明显活动度,附着处基底较宽,形态不规则

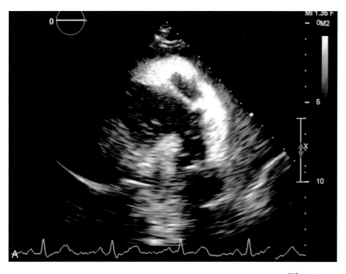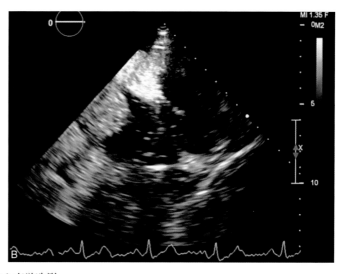

图 2-21-2　左心声学造影

A. 右心室流出道切面扫查,可及病灶内有点状造影剂灌注;B. 大动脉短轴切面扫查,可及部分病灶内有树枝状造影剂充填

ER2-21-2　左心声学造影

A. 右心室流出道切面动态显示病灶内造影剂灌注情况;B. 肺动脉主干内部分病灶内有树枝状造影剂充填

4. 超声造影诊断要点　观察造影后肿瘤增强是否均匀、边缘是否光整和增强程度。

（1）肿瘤增强是否均匀:造影剂灌注分布情况是否均匀。

（2）肿瘤边缘是否光整:肿瘤边缘光滑锐利为边缘光整,肿瘤边缘不光滑呈锯齿状、分叶状等为边缘不光整。

（3）肿瘤增强程度:增强程度低于周围正常心肌者为低增强,等于或高于周围正常心肌者为高增强。良性肿瘤多形态规则,边界清,有完整包膜,内部回声较均匀,无浸润性生长,可活动,可伴有少量心包积液。恶性肿瘤形态不规则,边界不清,无包膜或包膜不完整,内部回声不均匀,可浸润附着心肌组织,基本固定不动,伴有较多心包积液。

5. 其他检查　MRI 见 T_1 加权序列肺动脉、纵隔及左肺病灶呈低信号,增强扫描动脉期,病灶呈不均匀强化;静脉期:病变持续不均匀强化。增强 CT 影像表现为肺动脉主干可及肿块影,大小约 68mm×30mm。左肺门处见肿块影,大小约 63mm×38mm,密度不均匀。左肺门处见肿大淋巴结。左侧胸膜局限性肥厚。纵隔多发淋巴结肿大,腹膜后腹腔多发占位,腹膜后多发淋巴结肿大。

6. 鉴别诊断 心脏占位病变性质的准确诊断对于临床治疗方案的选择和预后判断具有重要意义。心脏声学造影可反映病变的血供特点,有助于良性肿瘤和恶性肿瘤进行鉴别。不同性质占位病变的血供丰富程度不同,心脏声学造影可根据病灶内的造影增强程度评估病灶的血供情况,从而对病灶性质做出判断。恶性肿瘤细胞生长迅速,血供丰富,造影时呈明显增强,其增强水平大于或等于邻近心肌;良性肿瘤血供较少,造影时呈部分增强,增强水平低于邻近心肌。

第三章
血管造影

XUEGUAN ZAOYING

第一节 颈部血管疾病的超声及超声造影

一、颈动脉前壁极低回声斑块的显示

1. 病史摘要 男性,51岁,高血压、糖尿病病史,常规体检行颈动脉超声检查。

2. 常规超声图像 右侧颈内动脉起始处后壁等回声显示清晰,管腔重度狭窄,前壁管腔结构显示欠清晰,未见明显斑块形成,见图3-1-1。

3. 超声造影图像 超声造影后,前壁低回声斑块清晰显示,可见大量点状增强,不同时间造影后表现,见图3-1-2、ER3-1-1。

4. 超声造影诊断要点 经肘静脉团注1.6ml超声造影剂,尾随团注0.9%生理盐水10ml,颈内动脉管腔先增强,前壁低回声斑块勾勒清晰,并于管腔增强后3~5s前壁斑块内大量点状增强。

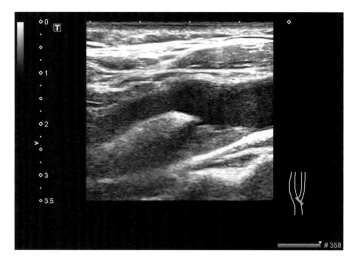

图3-1-1 常规超声图像
右侧颈内动脉后壁斑块显示清晰,前壁结构显示不清晰

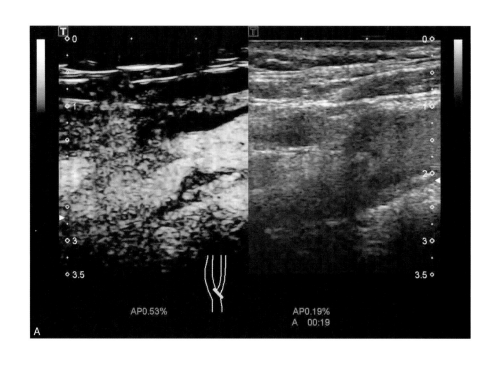

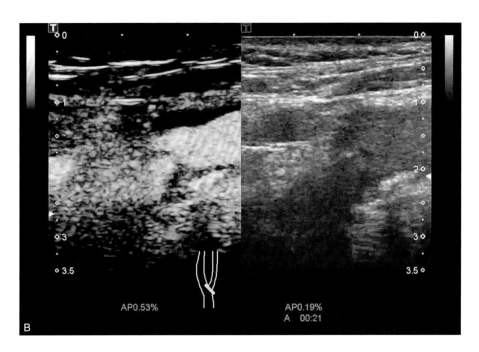

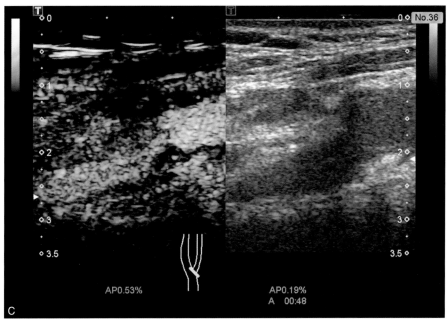

图 3-1-2 颈动脉超声造影图像

A. 右侧颈内动脉前壁斑块造影后 19s 显示清晰,前壁低回声斑块内可见多发点状增强;B. 造影后 21s,前壁低回声斑块内多发点状增强;C. 造影后 48s,前壁低回声斑块内近心端肩部可见点状增强,后壁斑块内可见点状增强

ER3-1-1　颈动脉超声造影

超声造影后,颈内动脉管腔先增强,随后造影剂清晰勾勒前后壁斑块形态,并可见前后壁斑块内大量点状增强

二、颈动脉极重度狭窄与闭塞的鉴别

(一)颈动脉极重度狭窄

1. 病史摘要　男性,77 岁,消化科入院常规颈动脉超声检查发现右侧颈内动脉闭塞。患者自述 2008 年及 2015 年曾脑梗死两次(具体不详)。现无头痛、头晕,四肢活动无明显受限。

2. 常规超声图像　右侧颈内动脉起始部见多发斑块,颈内动脉见低回声充填。CDFI 显示右侧颈内动脉未见明显血流信号,见图 3-1-3。

3. 超声造影图像　超声造影后,右侧颈内动脉可见造影剂灌注,并呈迂曲线状增强。残余颈内动脉内径约 0.8mm,见图 3-1-4、ER3-1-2。

4. 超声造影诊断要点　颈动脉病变血管管腔见超声造影剂灌注提示管腔仍有残余,考虑颈动脉极重度狭窄。

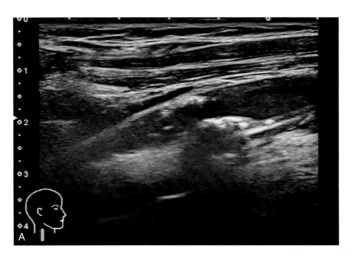
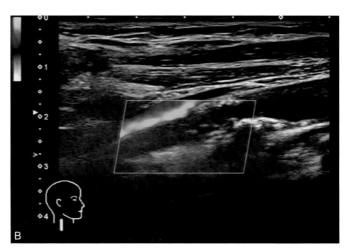

图 3-1-3　常规超声图像

A. 二维超声图像;B. 彩色多普勒血流图像

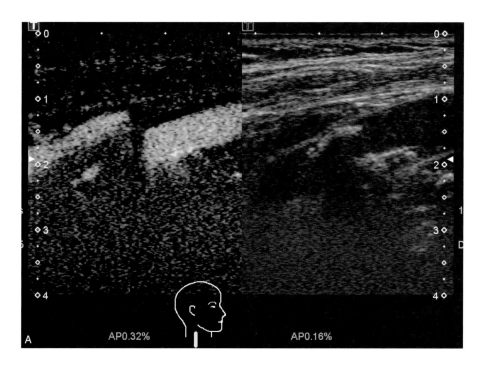

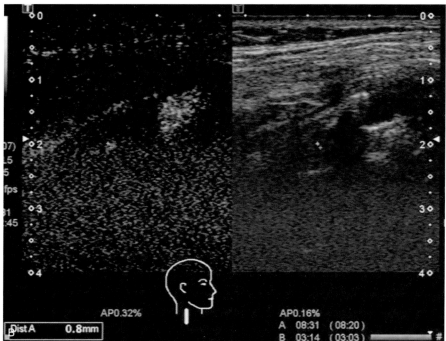

图 3-1-4　颈动脉超声造影图像

A. 右侧颈内动脉内见线状造影剂灌注；B. 根据造影图像测量颈内动脉残余内径

ER3-1-2　颈动脉超声造影

5. 其他检查　颈部 CTA 示：右侧颈总动脉至分叉处混合斑块形成，管腔重度狭窄伴闭塞，颈内、外动脉均未见显影，见图 3-1-5。术中 DSA 诊断：右侧颈内动脉整体重度狭窄。

6. 鉴别诊断　颈动脉闭塞，病变血管管腔全程未见超声造影剂灌注。

（二）颈动脉闭塞

1. 病史摘要　男性，65 岁，体检发现左侧颈内动脉闭塞，无头痛、头晕，四肢活动无明显受限。

2. 常规超声图像　左侧颈内动脉见多发斑块及低回声充填，CDFI 显示左侧颈内动脉未见明显血流信号，见图 3-1-6。

3. 超声造影图像　超声造影后，左侧颈内动脉全程未见造影剂灌注，见图 3-1-7、ER3-1-3。

4. 超声造影诊断要点　颈动脉病变血管管腔全程未见超声造影剂灌注，考虑颈动脉闭塞。

5. 其他检查　颈部 CTA 示：左侧颈内动脉起始部重度狭窄近闭塞，远端未见显影，见图 3-1-8。术中 DSA 诊断：左侧颈内动脉闭塞。

6. 鉴别诊断　颈动脉极重度狭窄，颈动脉病变血管管腔见超声造影剂灌注，提示管腔仍有残余。

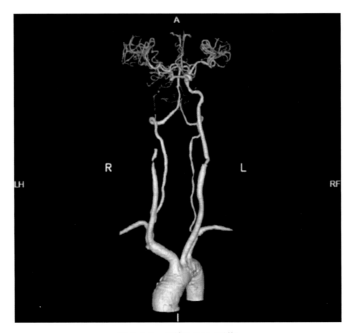

图 3-1-5　颈部 CTA 图像

颈动脉管腔重度狭窄近闭塞，其远端血管均未显影

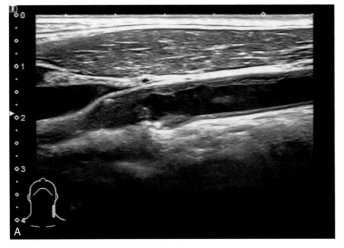
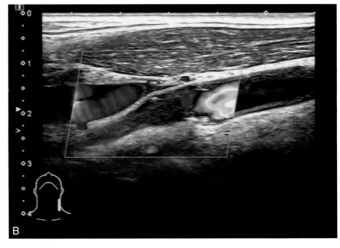

图 3-1-6　常规超声图像

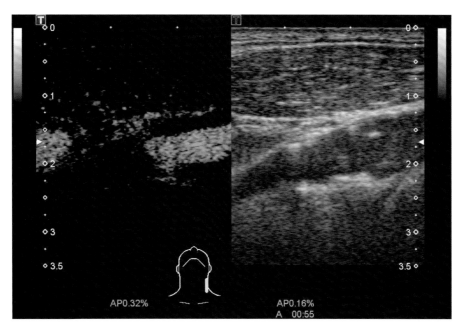

图 3-1-7　颈动脉超声造影图像
左侧颈内动脉未见明显造影剂灌注

ER3-1-3　颈动脉超声造影

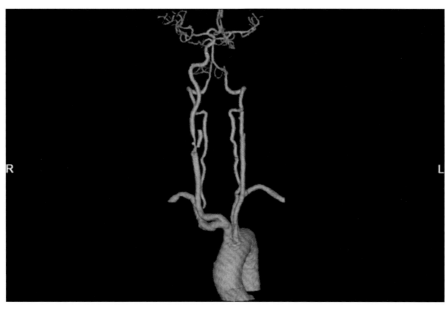

图 3-1-8　颈部 CTA 图像
颈动脉管腔重度狭窄近闭塞，其远端血管均未显影

三、颈动脉斑块稳定性的评价

（一）颈动脉稳定斑块

1. **病史摘要**　男性，55岁，头晕伴乏力半年余。

2. **常规超声图像**　左侧颈总动脉后内侧壁见稍低回声斑块，斑块表面纤维帽欠光滑，见图3-1-9。

3. **超声造影图像**　超声造影后，左侧颈总动脉后内侧壁稍低回声斑块内始终未见超声造影剂灌注，见图3-1-10、ER3-1-4。

4. **超声造影诊断要点**　斑块的微血管密度（microvascular density，MVD）与斑块的易损性呈明显正相关，斑块的造影增强程度与MVD有良好的相关性，超声造影可以有效评估颈动脉斑块的新生血管密度。斑块内未见明显超声造影剂灌注，提示斑块稳定性强。

5. **鉴别诊断**　易损斑块，斑块内新生血管较丰富，斑块内可见点状、短线状高回声信号（即超声造影剂）。

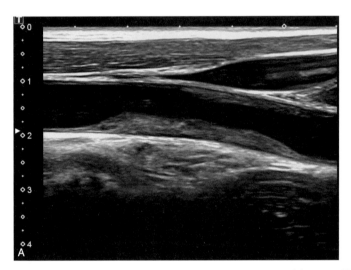
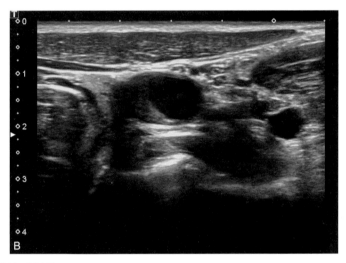

图3-1-9　常规超声图像

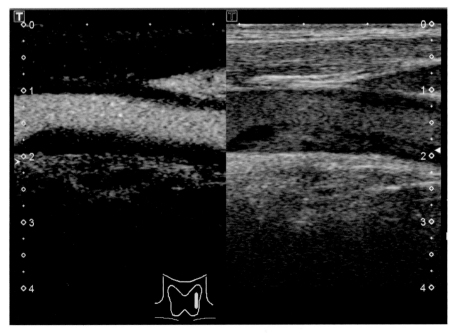

图3-1-10　颈动脉超声造影图像
左侧颈总动脉后内侧壁斑块未见造影剂灌注

ER3-1-4 颈动脉超声造影

（二）颈动脉易损斑块

1. **病史摘要** 男性，78岁，头晕伴乏力1年，加重2天。

2. **常规超声图像** 左侧颈总动脉后壁见稍低回声斑块，斑块表面纤维帽不光整。脉冲波多普勒成像（pulsed wave Doppler imaging，PW）显示斑块致左侧颈总动脉血流速度增快，见图3-1-11。

3. **超声造影图像** 超声造影后，左侧颈总动脉后壁稍低回声斑块内可见点状、短线状高回声信号，见图3-1-12、ER3-1-5。

4. **超声造影诊断要点** 颈动脉斑块内见超声造影剂灌注。轻度，仅于斑块外侧的血管外膜探及流动微气泡；中度，可于斑块肩部及斑块内均可探及微气泡（斑块尖部未及）；重度，可于整个斑块内包括斑块尖部均探及流动微气泡。

5. **鉴别诊断** 颈动脉稳定斑块，斑块内未见超声造影剂灌注。

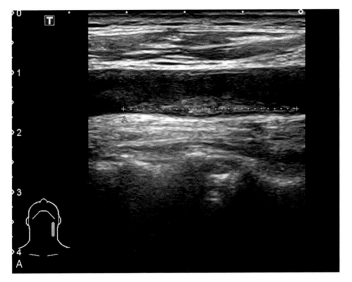

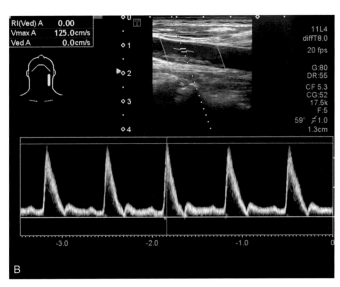

图 3-1-11 常规超声图像

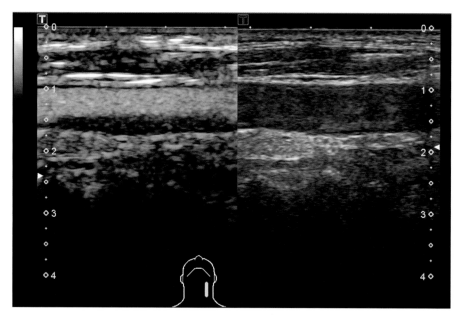

图 3-1-12 颈动脉超声造影图像

左侧颈总动脉后壁稍低回声斑块可见由基底部灌注超声造影剂

ER3-1-5 颈动脉超声造影

四、颈动脉斑块表面破裂血栓形成

1. **病史摘要** 男性,67 岁,突发左侧肢体麻木,无力 2h,急诊行 CTA 检查,右侧颈动脉斑块形成,颅脑多发梗死灶,急诊溶栓后症状好转出院,三天后再发左侧肢体麻木,无力,入院后溶栓治疗症状缓解,后一个月内反复发生左侧肢体症状,逐渐加重。无心房颤动、心力衰竭,无卵圆孔未闭。

2. **常规超声图像** 右侧颈内动脉长轴切面,颈内动脉起始处前壁等回声斑块形成,远心端斑块与管壁间见窄条状缝隙。横切面显示斑块远心端团块状等回声凸入管腔,与管壁间可见窄条状缝隙,见图 3-1-13。

3. **超声造影图像** 超声造影后,颈动脉 11s 开始增强,斑块远心端团状等回声与管腔间的缝隙内与管腔同时增强,远心端等回声团内始终未见增强。管腔与缝隙同时增强,造影剂灌注形态与缝隙形态一致,见图 3-1-14、ER3-1-6。

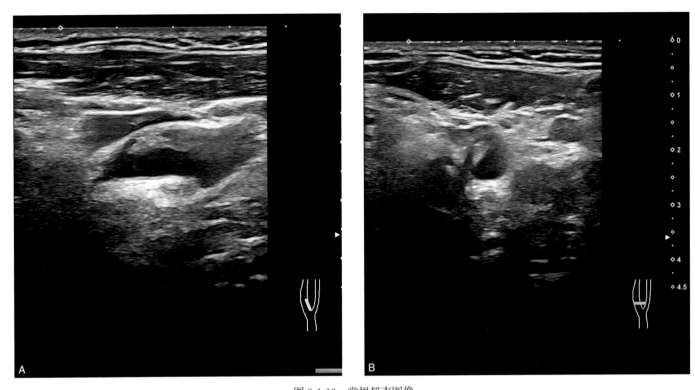

图 3-1-13 常规超声图像

A. 长轴切面,颈内动脉起始前壁斑块远心端与管壁间缝隙可见缝隙;B. 短轴切面,颈内动脉起始前壁可见等回声团块凸入管腔

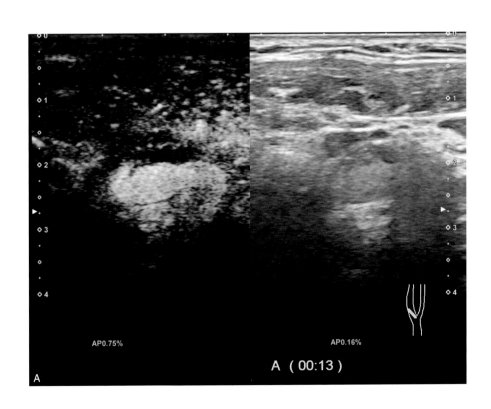

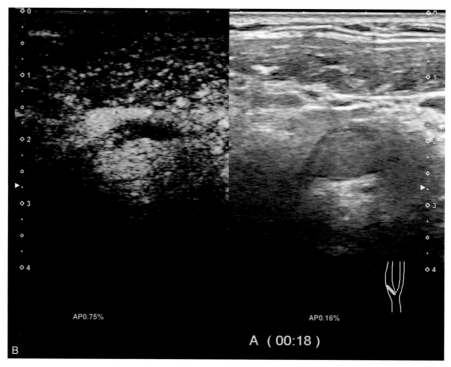

图 3-1-14　颈动脉超声造影图像

A. 长轴切面,超声造影后 13s,造影剂进入管腔后,管腔与缝隙内同时增强,造影剂微泡完全充盈至缝隙内;B. 长轴切面,超声造影后 18s,微调扫查角度,缝隙内造影剂微泡充盈呈细线状

ER3-1-6　颈动脉超声造影

颈动脉 11s 开始增强,缝隙与管腔同时增强,远心端等回声团内始终未见增强

4. 超声造影诊断要点　血栓底部与管壁间缝隙与管腔同时增强,呈等增强;造影剂微泡勾勒出血栓形态,且血栓内无增强。

5. 其他检查　术后病理为右侧颈内动脉斑块远心端血栓形成,血栓基底部附着于斑块远心端肩部,略凸向管腔,与管壁间分离,可见缝隙,证实为斑块表面破裂血栓形成,见图 3-1-15。

6. 鉴别诊断　颈动脉斑块表面破裂血栓形成时间较长,血栓与管壁间分离角度较小,当血栓机化,活动度不明显或无活动度时,需要与斑块鉴别。常规超声清晰显示血栓与斑块表面或管壁间是否有分离,如分离角度较小,仅存在窄条状缝隙时,需要超声造影观察缝隙内是否有血流灌注,如裂隙内造影剂灌注与管腔同时同步,则为血栓形成。

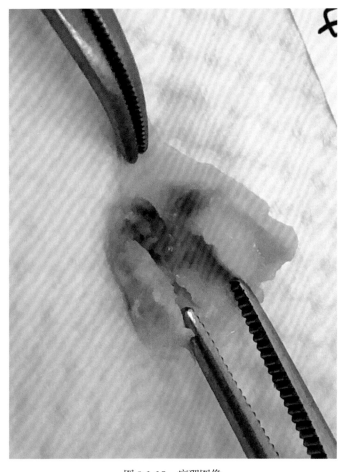

图 3-1-15　病理图像
术后病理证实斑块远心端破裂,血栓形成

五、静脉血栓与癌栓鉴别

(一)静脉血栓

1. **病史摘要**　男性,64 岁,因反复咳嗽、咳痰 1 年余,确诊左上肺鳞状细胞癌 5 个月,为行第三疗程化疗入院,因患者曾行右侧颈内静脉置管化疗,故常规申请颈部血管超声。

2. **常规超声图像**　于右侧颈部扫查,颈总动脉走行正常,管腔清晰,内中膜毛糙增厚,最厚处为 3mm,右侧颈内静脉内可探及长条形实性回声,长径为 46mm,最厚处为 9mm。CDFI 可见颈内静脉内部血流信号充盈缺损。常规超声诊断:右侧颈内静脉附壁实性回声,结合患者病史,考虑癌栓待排除,血栓待排除,建议超声造影进一步检查,见图 3-1-16。

3. **超声造影图像**　超声造影后,分别于右侧颈内静脉短轴切面显示,于动脉期可见颈总动脉充盈,静脉期颈内静脉部分充盈,实性回声的长轴和短轴均为充盈缺损区,无造影剂灌注,超声造影证实右侧颈内静脉内为血栓,见图 3-1-17、ER3-1-7。

4. **超声造影诊断要点**　本例患者经静脉超声造影证实右侧颈内静脉实性回声于动脉期和静脉期均为充盈缺损,无造影剂灌注,符合血栓的超声造影表现。

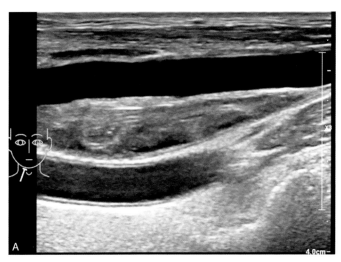

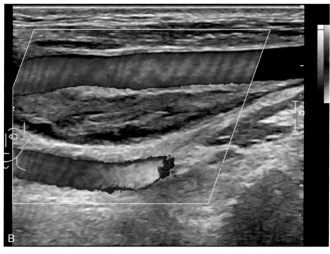

图 3-1-16　常规超声图像
A. 右侧颈内静脉二维图像;B. 彩色多普勒超声图像

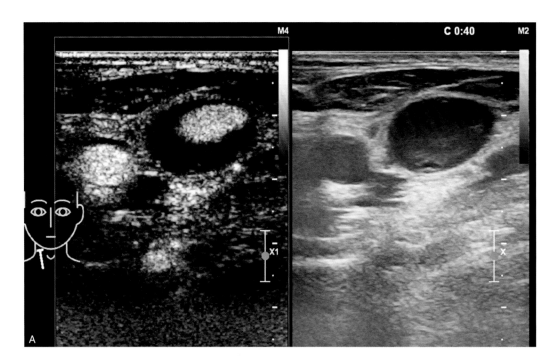

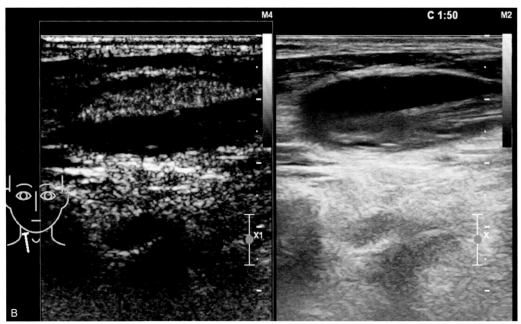

图 3-1-17　超声造影图像

A. 右侧颈内静脉短轴超声造影见无造影剂灌注的充盈缺损区；B. 右侧颈内静脉长轴超声造影见无造影剂灌注的充盈缺损区

ER3-1-7　右侧颈内静脉超声造影

（二）血管内癌栓

1. 病史摘要 男性，43岁，因左侧甲状腺癌行甲状腺全切术后5年，常规复查，申请颈部超声检查。

2. 常规超声图像 原甲状腺区域内未探及明显残余腺体回声及异常回声，左侧颈部4区和6区软组织内可探及不规则低回声，范围为26mm×35mm，边界不清，形态不规则，内部回声不均匀。CDFI异常回声周边有点状血流信号。该异常回声紧邻左侧颈内静脉，可见颈内静脉明显受侵犯，沿着管腔可探及实性回声，CDFI管腔内实性回声血流信号不丰富，左侧颈内静脉血流呈花色细线样，见图3-1-18。

3. 超声造影图像 超声造影后，显示于增强早期（动脉期）颈内静脉实性回声与相邻的左侧锁骨上实性回声同步增强，增强晚期（静脉期）同步消退，动态观察颈内静脉的管腔明显受侵犯，呈细线样充盈，超声造影符合左侧颈内静脉受侵犯，癌栓形成，管腔内血流变细狭窄，见图3-1-19、ER3-1-8。

4. 超声造影诊断要点 本例患者经肘正中静脉超声造影证实右侧颈内静脉实性回声于动脉期和静脉期与相邻的实性回声同步增强和消退，符合颈内静脉癌栓的超声造影表现。

5. 其他检查 病理：甲状腺乳头状癌。

6. 鉴别诊断 本例患者甲状腺癌术后5年，超声复查时，在左侧颈部锁骨上发现实性低回声，并于相邻的颈内静脉内探及附壁实性回声，常规超声CDFI血流信号不丰富，血栓和癌栓需要进一步鉴别，结合经肘正中静脉超声造影检查，由于癌栓与相邻实性异常回声一样，表现为增强早期高增强，而血栓表现为造影剂充盈缺损，即无灌注显像。

总之，由于肿瘤的发病率不断升高，各种治疗需要静脉置管的患者也在不断增加，对于血管内实性回声难以鉴别是癌栓还是血栓时，经外周静脉超声造影能为临床提供一种安全、无创和方便快捷的鉴别诊断方法。

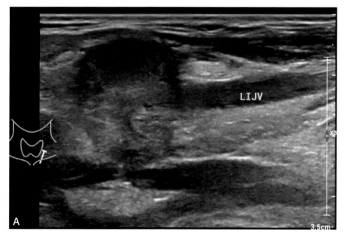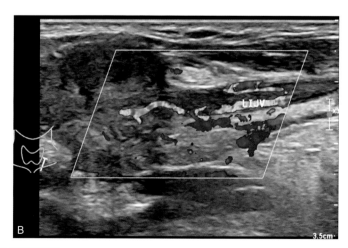

图3-1-18 常规超声图像

A. 左侧颈内静脉二维图像；B. CDFI图像

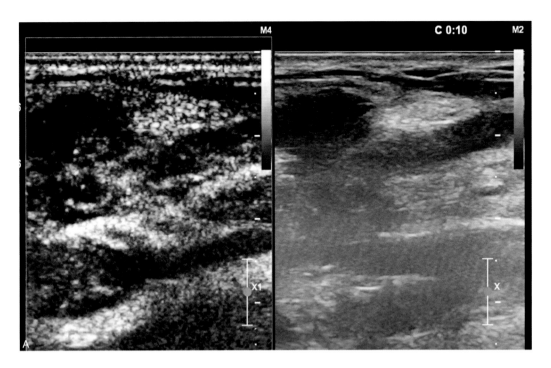

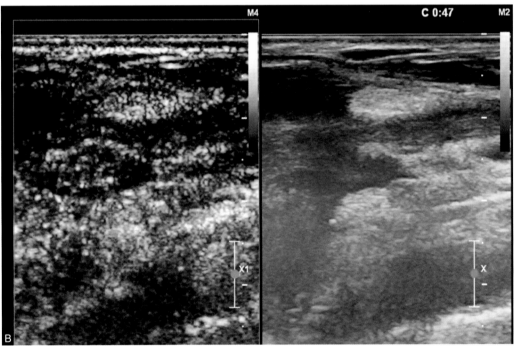

图 3-1-19 超声造影图像

A. 增强早期颈内静脉实性回声与相邻的左侧锁骨上实性回声同步增强；B. 增强晚期同步消退

ER3-1-8 左侧颈内静脉超声造影

第二节 大脑动脉环超声及超声造影评价侧支循环

一、颅内动脉狭窄

1. 病史概要 女性,44岁,左侧肢体活动不便36h就诊,颈动脉超声检查未见明显异常,为进一步明确颅脑动脉有无异常,行颅脑TCCD检查。

2. 常规超声图像:颅脑常规超声检查,大脑动脉环结构显示不完整,大脑中动脉显示不清,见图3-2-1。

3. 超声造影图像 超声造影后,大脑中动脉走行显示清晰,M1段狭窄,图3-2-2。

4. 超声造影要点 探头放置,启动彩色多普勒模式,微调整探头方向,增加血流速度标尺,降低彩色增益,避免"开花"伪像,当超声造影剂进入颅脑动脉后,可清晰观察颅内动脉,本例造影后清晰显示大脑中动脉重度狭窄。

5. 其他检查 颅脑CTA重建:显示右侧大脑中动脉M1段极重度狭窄,见图3-2-3。

6. 鉴别诊断 常规超声大脑动脉环显示不清时,超声造影有助于鉴别动脉有无狭窄,重度狭窄或闭塞,弥补常规超声的不足。

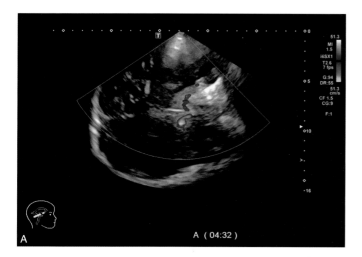 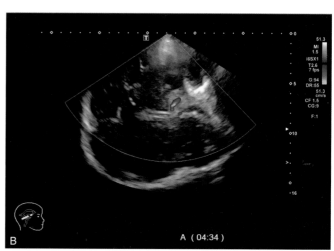

图3-2-1 常规超声图像

A. 常规超声右侧颞窗探查,右侧大脑前动脉走行区域仅显示微弱血流信号,大脑中动脉显示不清晰;B. 常规超声右侧颞窗探查,变换探头方向,仍未显示大脑中动脉,仅显示大脑前动脉

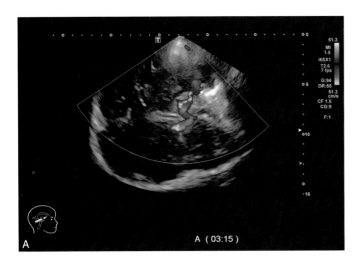
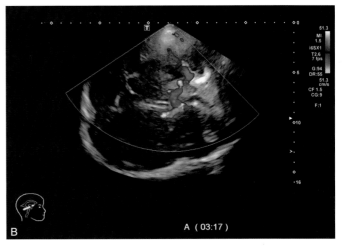
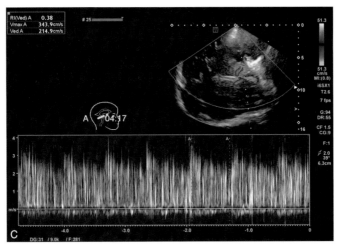

图 3-2-2　经颅彩色多普勒超声造影

A. 超声造影后大脑中动脉显示清晰, M1 段重度狭窄, 呈五彩镶嵌样血流信号; B. 微调探头方向, 显示大脑中动脉 M1 段狭窄处以远 (M2 段) 淡红色低速朝向探头的血流信号; C. 超声造影后频谱多普勒探及高速血流信号, PSV 343cm/s

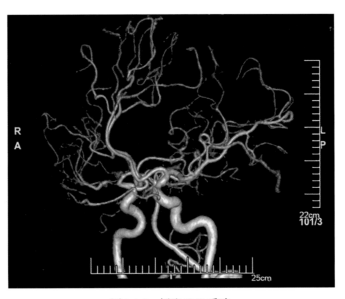

图 3-2-3　颅脑 CTA 重建

二、大脑动脉环的评价 - 前交通开放

1. 病史概要 女性,32岁,颈部包块就诊,超声检查明确为甲状腺癌转移至颈部淋巴结,超声检查过程中可观察到右侧颈动脉大动脉炎,颈内动脉血流速度极低,患者无明显临床表现,无头晕、头痛等病史,为进一步明确颅脑侧支代偿情况,行颅脑侧支循环评估。

2. 常规超声图像 颈动脉长轴切面,管壁全层均匀、向心性增厚,管腔狭窄。颈内动脉血流速度明显降低,频谱多普勒显示收缩期反向血流。颅脑大脑动脉环超声检查,显示病变同侧大脑前动脉 A1 段血流反向,呈红色,但前交通动脉未能显示清晰,见图 3-2-4。

3. 超声造影图像 超声造影后,大脑动脉环完整显示,可见前交通动脉,呈朝向探头红色血流信号,见图 3-2-5 和 ER3-2-1。

4. 超声造影诊断要点 经颅超声造影观察大脑动脉环,并非观察灰阶条件下血管充盈情况,而是应用造影条件下彩色多普勒超声,提高血管显示率及清晰度,观察大脑动脉环的血流情况,交通动脉的开放情况及血流方向。

5. 鉴别诊断 部分患者超声造影后,双侧大脑前动脉之间因造影剂微泡的散射或外溢,可见到二者之间相连的红色血流信号,易误诊前交通开放,但是否为前交通开放,一定要结合大脑前动脉的方向是否正常来确定有无前交通动脉的开放,如果前动脉血流方向正常,则为造影后的造影剂外溢现象,而不是前交通动脉的开放。

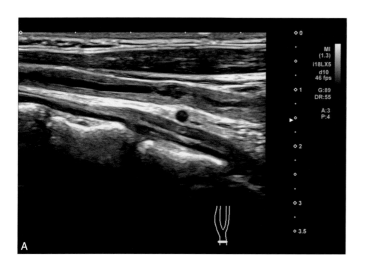
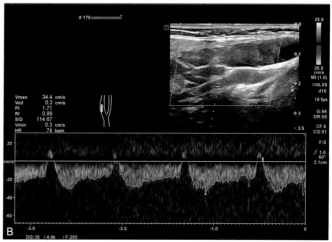
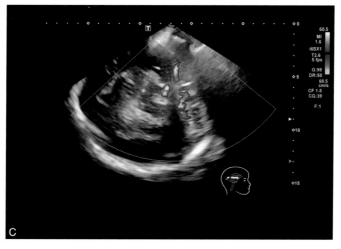

图 3-2-4 常规超声图像

A. 右侧颈动脉管壁全层增厚,管腔重度狭窄;B. 频谱多普勒超声显示颈内动脉血流速度明显降低,可见收缩期反向血流信号;C. 颅脑 TCCD 检查,常规超声显示右侧大脑前动脉 A1 段血流反向,呈红色,但前交通动脉未显示

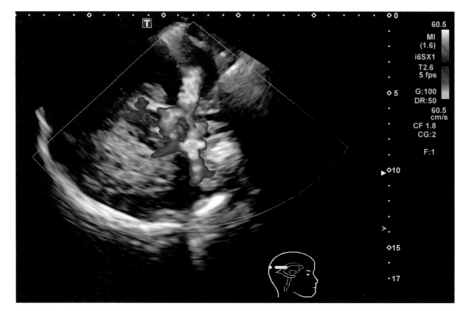

图 3-2-5　经颅彩色多普勒超声造影

经右侧颞窗探查,超声造影后大脑动脉环显示完整,清晰显示前交通动脉开放,呈朝向探头方向的红色血流信号

ER3-2-1　经颅彩色多普勒超声造影

经右侧颞窗探查,超声造影后大脑动脉环显示清晰,前交通动脉开放,向患侧供血,朝向探头方向,呈红色

三、大脑动脉环的评价 - 后交通动脉开放

1. 病史概要　男性,42 岁,鼻咽癌放疗术后十年,颈动脉多发斑块形成,右侧椎动脉起始重度狭窄,椎间段血流速度极低,患者无后循环缺血临床表现,为进一步明确侧支循环代偿情况,行超声造影检查。

2. 常规超声图像　右侧椎动脉起始处重度狭窄,频谱多普勒探及高速血流信号。频谱多普勒探及椎间段血流速度极低,呈静脉样。常规超声大脑动脉环显示不完整,见图 3-2-6。

3. 超声造影图像　超声造影后,大脑动脉环显示清晰,可见后交通动脉,呈背离探头蓝色血流信号,见图 3-2-7、ER3-2-2。

4. 超声造影诊断要点　超声造影后注意微调探头方向,显示后交通动脉,位于大脑后动脉 P1 段与 P2 段交界处与颈内动脉终末段之间,观察血流方向,当背离探头方向,显示蓝色,考虑后交通动脉开放并由前向后供血,即后循环由前循环经后交通动脉代偿供血。

5. 鉴别诊断　超声造影后观察到前、后循环之间的后交通动脉,还应与胚胎大脑后动脉鉴别,此时应注意观察大脑后动脉 P1 段是否存在,如果可探及 P1 段,则连接前、后循环的动脉为后交通动脉,而不是胚胎大脑后动脉,反之,如果多角度扫查(超声造影基础上)未探及大脑后动脉 P1 段,则连接前、后循环间的动脉多考虑为胚胎大脑后动脉。

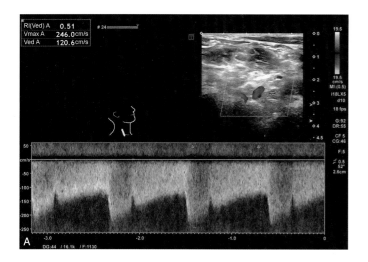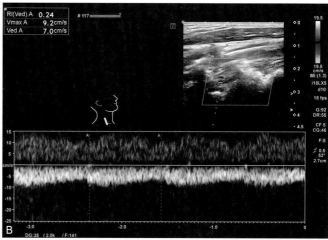

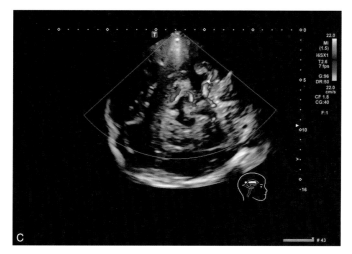

图 3-2-6　常规超声图像

A. 右侧椎动脉起始重度狭窄；B. 椎间段血流速度极低，频谱呈静脉样；C. 常规超声探查大脑动脉环结构显示不完整

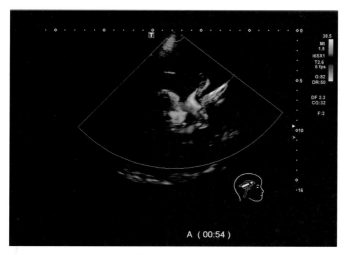

图 3-2-7　经颅彩色多普勒超声造影

超声造影后微调探头方向可显示后交通动脉开放，呈由前向后的蓝色血流信号

ER3-2-2　经颅彩色多普勒超声造影

超声造影后,CDFI 模式观察大脑动脉环结构完整清晰,可清晰显示后
交通动脉开放,呈蓝色,背离探头方向

四、胚胎型大脑后动脉

1. **病史摘要**　患者,男性,47 岁,突发头晕,走路不稳 4 天,脑梗死收入院,头颅 MRA 提示右侧大脑后动脉胚胎型。

2. **常规超声图像**　经右侧颞窗探查,彩色多普勒超声仅显示右侧大脑中动脉,多角度调整探头方向,可显示右侧大脑后动脉 P2 段,见图 3-2-8。

3. **超声造影图像**　经肘正中静脉注入超声造影剂,右侧颞窗彩色多普勒模式观察,右侧大脑中动脉、右侧大脑后动脉显示清晰,但右侧大脑后动脉 P1 段中断（P1 段应紧邻中线处发出,此处未探及）,而对侧大脑后动脉

P1 段紧邻脑中线处发出,呈蓝色,背离探头,放射显示清晰,同时可清晰显示右侧大脑后动脉 P2 段与颈内动脉终末段相连,为典型的胚胎大脑后声像图表现,见图 3-2-9、ER3-2-3。

4. **超声造影诊断要点**　颅脑超声造影通过彩色多普勒观察,注意调节仪器参数,包括降低彩色增益,提高彩色标尺范围,避免造影剂微泡外溢的开花伪像。

5. **其他检查**　颅脑 CTA 证实右侧大脑后动脉胚胎型,见 3-2-10。

6. **鉴别诊断**　胚胎型大脑后动脉的诊断需要与后交通动脉的开放进行鉴别,参照大脑动脉环的评价 - 后交通动脉开放的鉴别诊断部分。

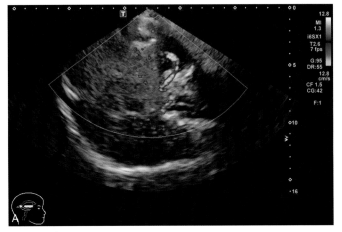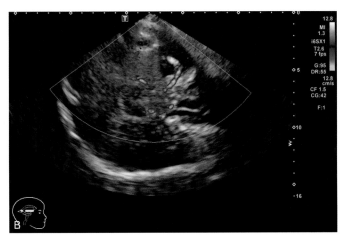

图 3-2-8　常规超声图像

A. 颞窗透声不佳,降低彩色标尺,彩色多普勒超声可显示大脑中动脉;B. 调整探头角度,彩色多普勒超声可显示大脑后动脉 P2 段微弱血流信号

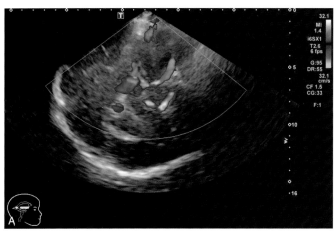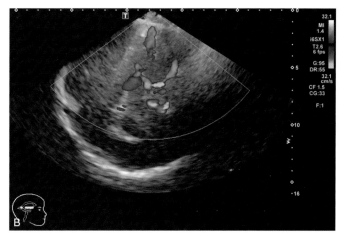

图 3-2-9 经颅彩色多普勒超声造影

A. 超声造影后,彩色多普勒超声清晰显示大脑动脉环,右侧大脑后动脉 P1 段缺如,对侧大脑后动脉显示清晰;B. 超声造影后,清晰显示大脑后动脉 P2 段与颈内终末段相连,可见背离探头方向的蓝色血流信号

ER3-2-3 经颅彩色多普勒超声造影

超声造影清晰显示大脑动脉环,微调探头方向可观察到右侧大脑后动脉 P1 段未显示,其远段管腔与颈内动脉终末段相连,呈背离探头方向的蓝色血流信号

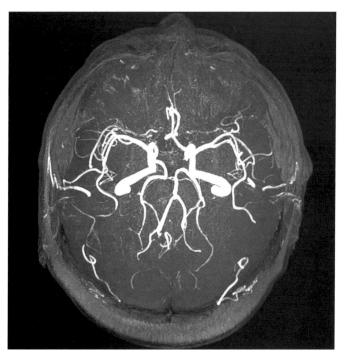

图 3-2-10 颅脑 CTA 图像

五、颅内静脉窦血栓超声造影评估

1. 病史摘要　女性，41 岁，因头痛、颅内压增高、视力模糊入院，头颅 CT 未见脑梗死病灶及脑出血。

2. 常规超声图像　经右侧颞窗向枕部方向扫查，显示左侧枕骨环状强回声，左侧横窦未显示（经一侧颞窗显示对侧枕骨即对侧横窦，声束角度限制，同侧颞窗无法探及同侧横窦），窦汇处可见少量血流信号，见图 3-2-11。

3. 超声造影图像　超声造影后，经右侧颞窗探查，左侧横窦仍未显示，右侧横窦造影后显示清晰，表现为朝向探头方向红色血流信号，考虑为左侧横窦血栓形成，右侧横窦代偿静脉回流，血流较丰富，较常规超声容易显示（正常情况下，超声造影后也较难经同侧颞窗显示同侧横窦），见图 3-2-12、ER3-2-4。

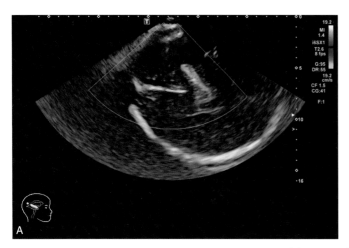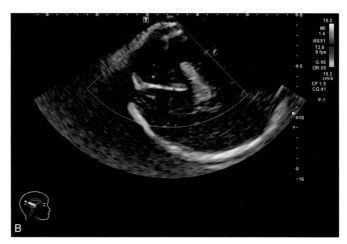

图 3-2-11　常规超声图像
A. 常规超声检查，可见枕骨环状强回声，彩色多普勒超声无法清晰显示左、右横窦内血流信号；B. 右侧颞窗探查，调整探头方向，可见右侧横窦内微弱血流信号

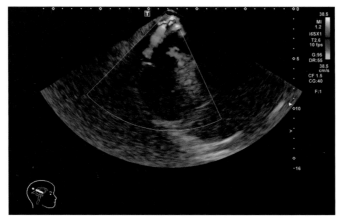

图 3-2-12　经颅彩色多普勒超声造影
右侧横窦可见血流充盈良好，左侧横窦始终未见血流信号

ER3-2-4　经颅彩色多普勒超声造影
超声造影后可清晰显示右侧横窦及窦汇血流充盈良好，左侧横窦无血流信号

4. **超声造影诊断要点**　超声造影后,适当降低血流增益,减少开花伪像,可清晰显示横窦、直窦及窦汇,扫查时探头向后倾斜,指向枕部,一般经一侧颞窗观察对侧横窦,同侧横窦因声束角度限制,较难显示,超声造影后,对侧横窦内无造影剂充盈,彩色多普勒血流成像未显示血流信号,提示血栓形成。

5. **其他检查**　颅脑 MRV:左侧横窦未显示,提示血栓形成,见图 3-2-13。

6. **鉴别诊断**　横窦血栓形成,需要与横窦纤细或发育不良进行鉴别,超声造影后,降低彩色标尺,调整探头角度,可显示纤细的横窦内血流信号,可适当增加造影剂剂量进一步鉴别横窦内有无血流信号,如造影后或增加造影剂剂量,调整探头扫查角度,仍然不能显示横窦内血流信号,则为血栓形成。

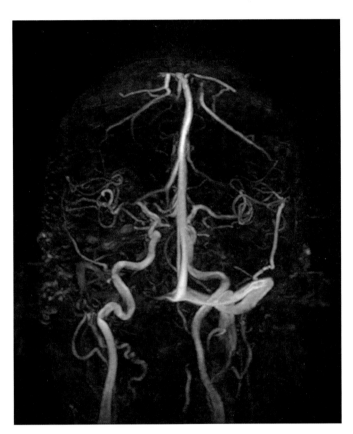

图 3-2-13　颅脑 MRV 图像

第三节　腹部血管超声造影

一、肾动脉狭窄超声造影

（一）病例一

1. 病史摘要　女性，38 岁，发现高血压、左肾萎缩 1 年余。

2. 常规超声图像　右肾大小、形态及血流均正常，左肾萎缩，肾脏体积缩小，皮质回声增强，肾动脉细窄，二维超声显示不满意，肾内动脉呈"小慢波"样改变，见图 3-3-1、图 3-3-2。

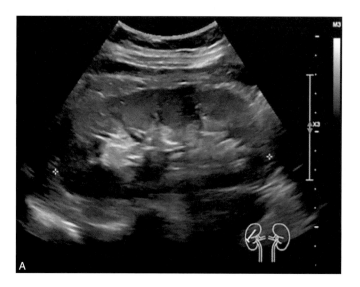

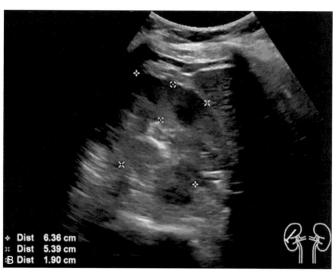

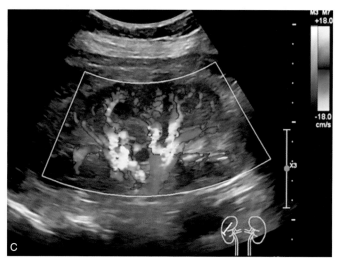

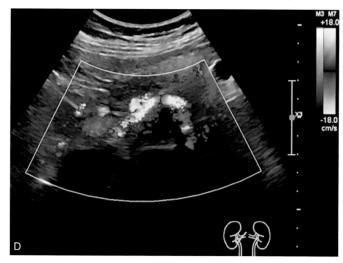

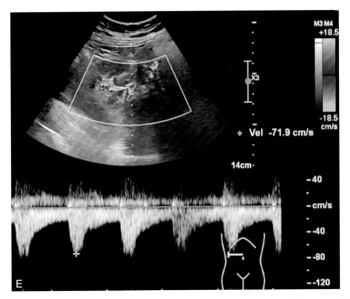

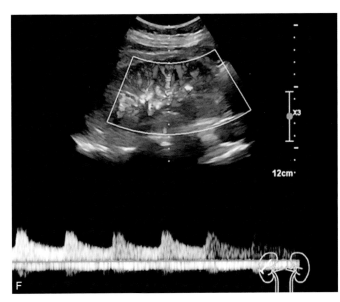

图 3-3-1 常规超声图像

A. 右肾长轴切面二维图像；B. 右肾短轴切面二维图像；C. 右肾彩色多普勒图像；D. 右肾动脉全程彩色多普勒图像；E. 右肾动脉起始段血流频谱；F. 右肾肾内动脉血流频谱

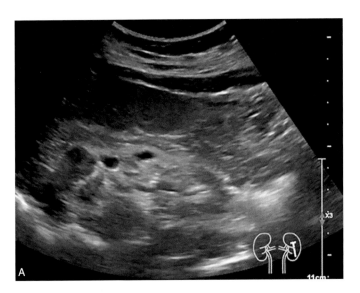

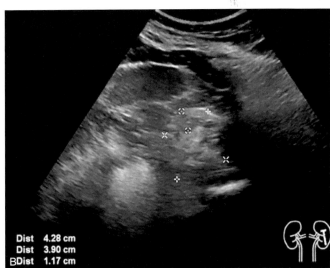

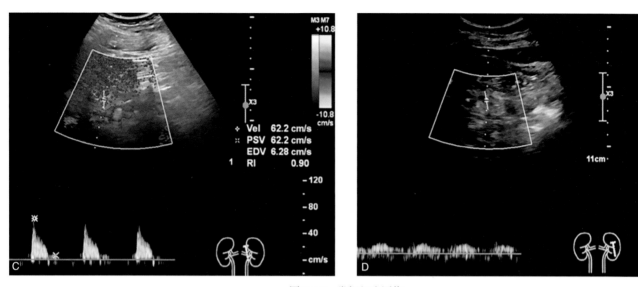

图 3-3-2　常规超声图像
A. 左肾长轴切面二维图像；B. 左肾短轴切面二维图像；C. 左肾动脉起始段血流频谱；D. 左肾肾内动脉血流频谱

3. 超声造影图像　右肾动脉超声造影，造影剂显影后，可观察到右肾动脉灌注良好，全程未见明确狭窄；左肾动脉超声造影，造影剂显影后，可观察左肾动脉全程较细，血流束宽约 1.5mm，未见明确连续性中断，见图 3-3-3、图 3-3-4 和 ER3-3-1、ER3-3-2。

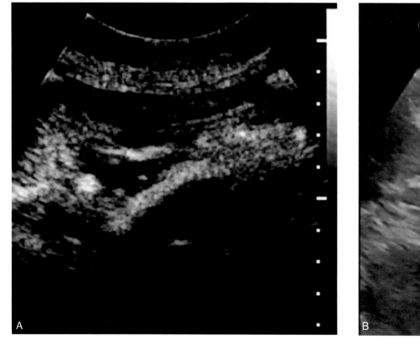
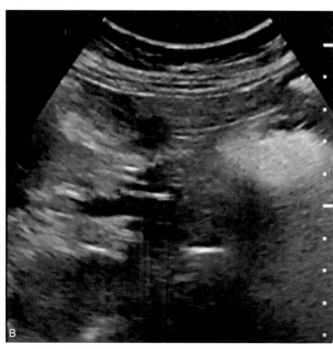

图 3-3-3　右肾动脉超声造影
A. 右肾动脉超声造影显影后，右肾动脉全程显影，未见明确狭窄；B. 右肾动脉超声造影同时二维同步显示图像

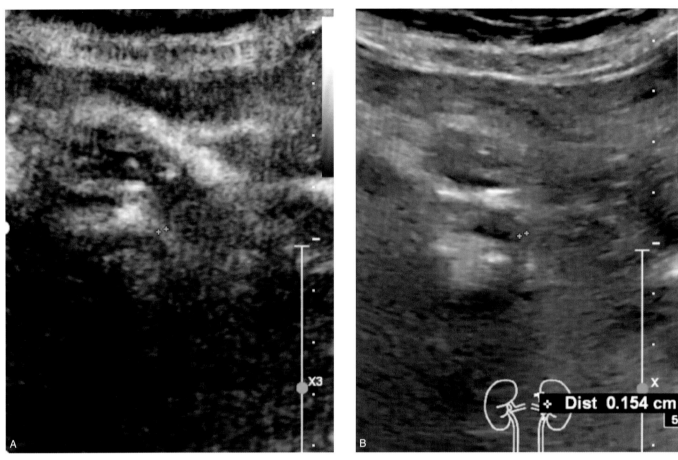

图 3-3-4 左肾动脉超声造影

A. 左肾动脉超声造影显影后,可见左肾动脉细窄;B. 左肾动脉超声造影同时二维同步显示图像

ER3-3-1 右肾动脉超声造影

ER3-3-2 左肾动脉超声造影

（二）病例二

1. 病史摘要 男性，66岁，高血压病史。

2. 常规超声图像 左肾大小、形态及血流均正常，右肾体积缩小，皮质回声增强，二维超声示右肾动脉全程脉细窄，肾内动脉呈"小慢波"样改变，见图3-3-5、图3-3-6。

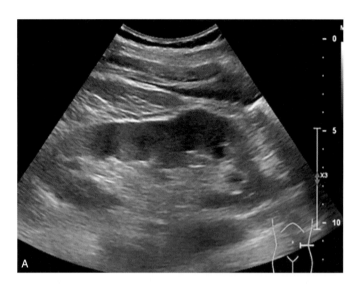

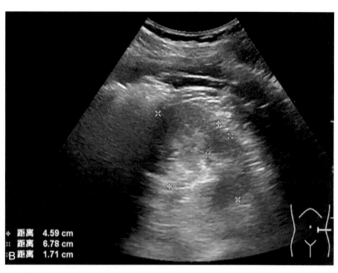

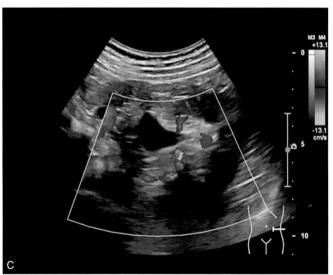

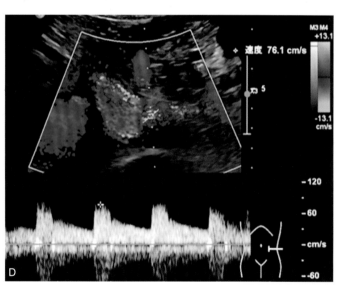

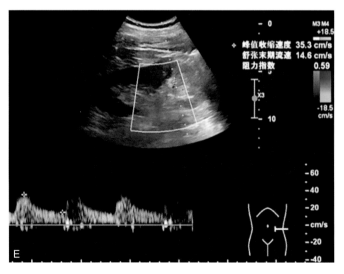

图 3-3-5 左肾超声图像

A. 左肾长轴切面二维图像；B. 左肾短轴切面二维图像；C. 左肾动脉全程彩色多普勒图像；D. 左肾动脉起始段血流频谱；E. 左肾肾内动脉血流频谱

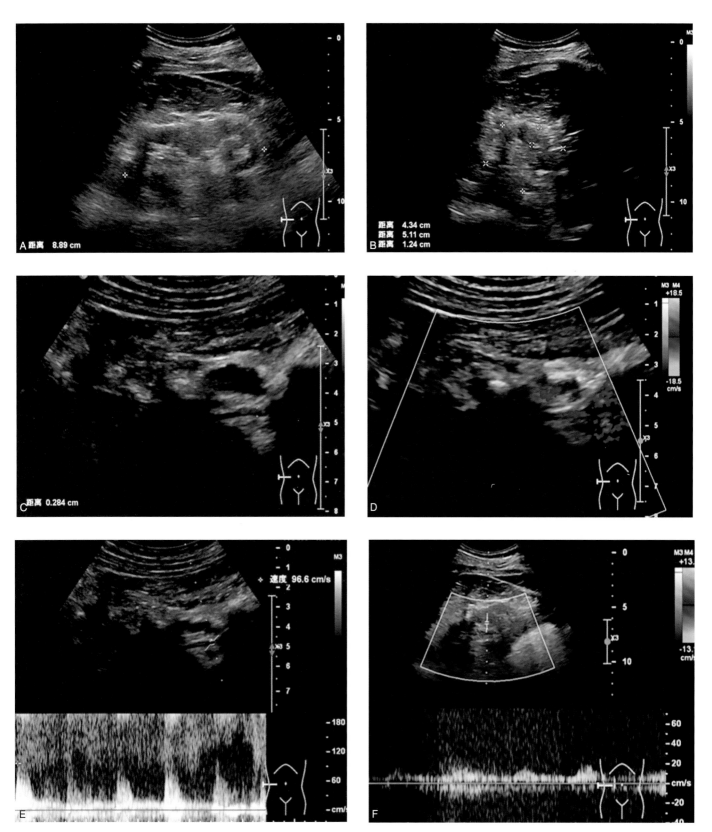

图 3-3-6 右肾超声图像

A. 右肾长轴切面二维图像；B. 右肾短轴切面二维图像；C. 右肾动脉起始处二维图像；D. 右肾动脉起始处彩色多普勒图像；E. 右肾动脉起始段血流频谱；F. 右肾肾内动脉血流频谱

3. 超声造影图像　右肾动脉超声造影,造影剂显影后,可观察左肾动脉全程较细,血流束宽约 2.6mm,未见明确连续性中断,见图 3-3-7、ER3-3-3。

4. 超声造影诊断要点　超声造影剂推注后,在 10~30s 内肾动脉主干增强,狭窄的部分肾动脉造影血流束变窄、连续性不佳。超声造影评估肾动脉狭窄程度可参考以下标准:

管腔内径狭窄率(%)=(1-狭窄管腔声束宽/正常管腔声束宽)×100%

狭窄程度分级标准:轻度(30%~50%),中度(50%~69%),重度(70%~99%)。

5. 鉴别诊断

(1)肾动脉与腹部其他脏器血管的鉴别:在二维超声、CDFI 及超声造影图像扫查中尽量显示肾动脉全程,自起始部追踪扫查至肾门入肾脏。对走行迂曲的肾动脉应分段显示,但应同样尽量扫查全程。

(2)肾动脉与肾静脉鉴别:因肾脏血流灌注极为丰富,在肾动脉显影后很快肾静脉也显影,有时会将肾静脉误认为肾动脉。因此在扫查时间上,要尽量在 10~30s 肾动脉增强期观察,同时在二维结构辅助及追踪扫查中仔细辨别血管走行。

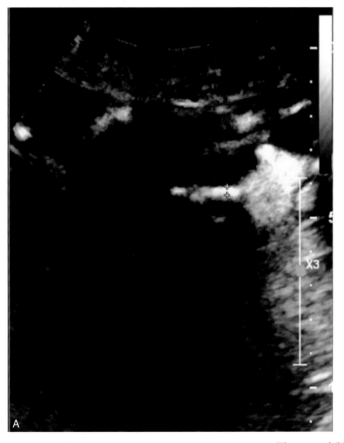
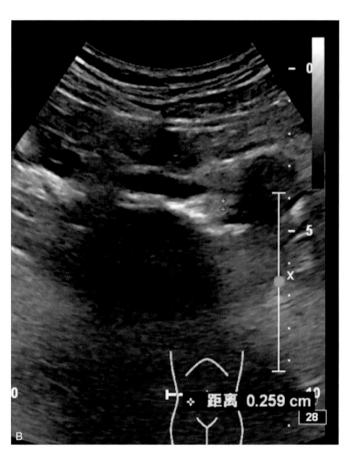

图 3-3-7　右肾动脉超声造影
A. 右肾动脉超声造影显影后,可见右肾动脉细窄;B. 右肾动脉超声造影同时二维同步显示图像

ER3-3-3　右肾动脉超声造影

二、移植肾肾动脉超声造影

1. 病史摘要 女性,38岁,4个月前因肾功能不全行肾移植术,术后规律复查。7天前无明显诱因发现血压升高,最高为180/100mmHg,口服苯磺酸氨氯地平片控制血压,血压波动在130/70mmHg左右。3天前复查肌酐,肌酐升高:569.9μmol/L。

2. 常规超声图像 移植肾大小、形态尚正常,CDFI示肾动脉近吻合口处血流呈"花彩",频谱多普勒测量狭窄处血流流速增快:约218cm/s,见图3-3-8。

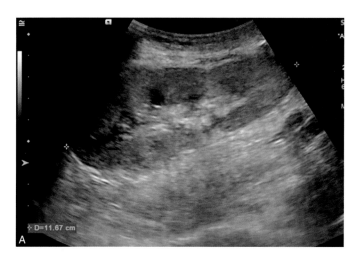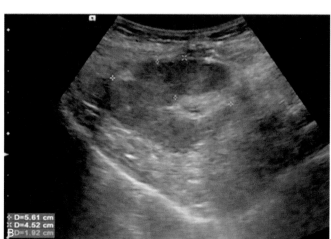
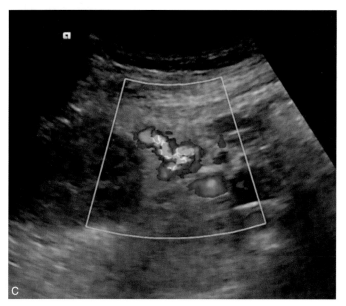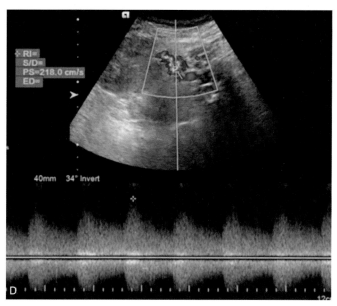

图 3-3-8 移植肾超声图像

A. 移植肾长轴切面二维图像;B. 移植肾短轴切面二维图像;C. 移植肾动脉近吻合口处彩色多普勒图像;D. 移植肾动脉狭窄处血流频谱

3. **超声造影图像**　移植肾动脉超声造影,造影剂显影后,可观察移植肾动脉近吻合口处管腔局限性狭窄,见图 3-3-9、ER3-3-4。

4. **肾动脉支架术后超声图像**　患者接受了移植肾动脉支架植入术,术后复查超声,二维超声显示支架回声,彩色多普勒示支架内血流通畅,局部流速处于正常范围,狭窄解除,见图 3-3-10。

5. **超声造影诊断要点**　同肾动脉狭窄超声造影。

6. **鉴别诊断**　同肾动脉狭窄超声造影。

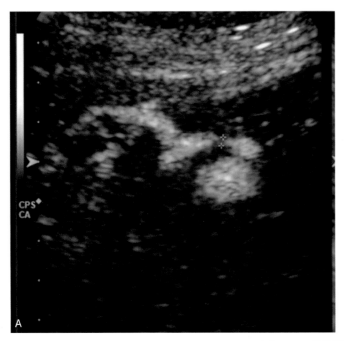
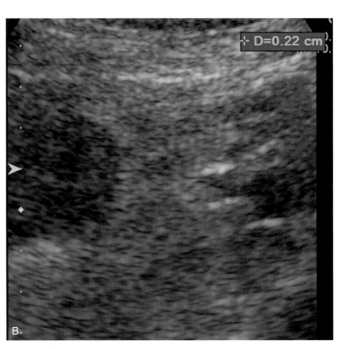

图 3-3-9　移植肾动脉超声造影图像

A. 移植肾动脉超声造影显影后,可见近吻合口处肾动脉细窄;B. 移植肾动脉超声造影同时二维同步显示图像

ER3-3-4　移植肾动脉超声造影

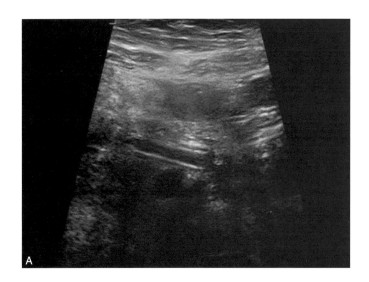
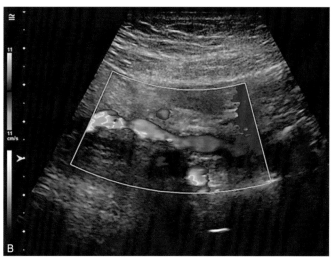
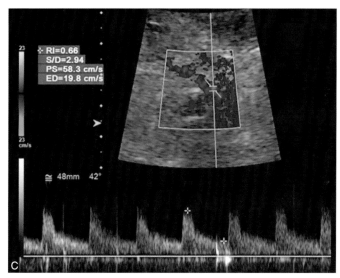

图 3-3-10　移植肾动脉支架植入术后超声造影图像
A. 移植肾动脉支架回声；B. 移植肾动脉支架内血流通畅；C. 移植肾动脉支架术后局部流速正常

三、腹主动脉支架术后超声造影

（一）病例一

1. 病史摘要　男性，84岁，腹主动脉瘤腔内修复术（endovascular aneurysm repair）术后。支架内径正常，血流通畅，可见 I A 型及 II 型内漏（源于腰动脉）。

2. 常规超声图像　腹主动脉瘤瘤体内可见高回声支架，CDFI 显示瘤腔内未见明确血流信号，见图 3-3-11。

3. 超声造影图像　超声造影后，支架上端铆钉区可见少量 I A 型内漏，瘤体后方可见源于腰动脉的 II 型内漏，见图 3-3-12。

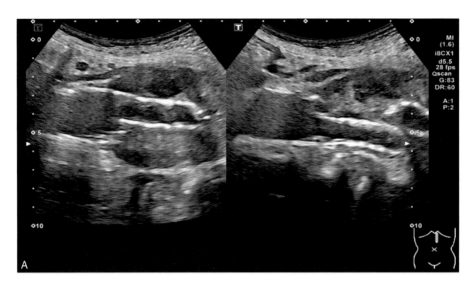

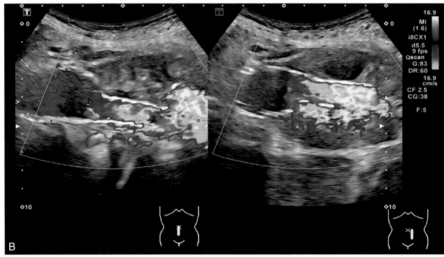

图 3-3-11　常规超声图像

A. 二维超声图像；B. 彩色多普勒图像

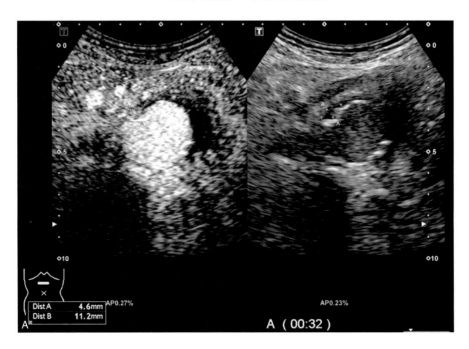

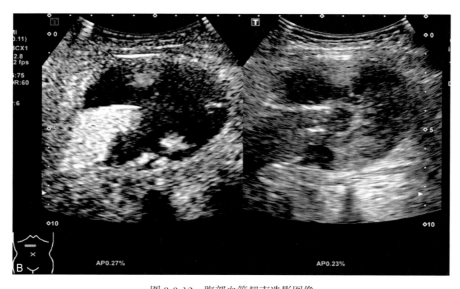

图 3-3-12　腹部血管超声造影图像

A. 支架上端铆钉区可见少量ⅠA 型内漏；B. 瘤体后方可见源于腰动脉的Ⅱ型内漏

（二）病例二

1. 病史摘要　男性，65 岁，腹主动脉瘤腔内支架修复术后。支架内径正常，血流通畅，可见ⅠA 型、ⅠB 型及Ⅱ型内漏（源于腰动脉）。

2. 常规超声图像　微血流显像，支架外瘤腔内未见血流信号，见图 3-3-13。

3. 超声造影图像　超声造影后，支架上端铆钉区可见ⅠA 型内漏；支架上端铆钉区可见ⅠB 型内漏；瘤体前缘可见源于肠系膜下动脉的Ⅱ型内漏，见 ER3-3-5。

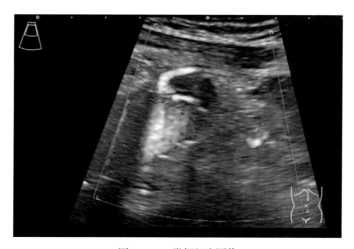

图 3-3-13　常规超声图像

ER3-3-5　腹部血管超声造影

A. 支架上端铆钉区可见ⅠA 型内漏；B. 支架上端铆钉区可见ⅠB 型内漏；C. 瘤体前缘可见源于肠系膜下动脉的Ⅱ型内漏

（三）病例三

1. 病史摘要 男性,63岁,人工血管加腔内支架修复术后,支架内径正常,血流通畅,可见Ⅲ型内漏(主支架处)。

2. 常规超声图像 CDFI主支架分叉处可见少量血流信号,见图3-3-14。

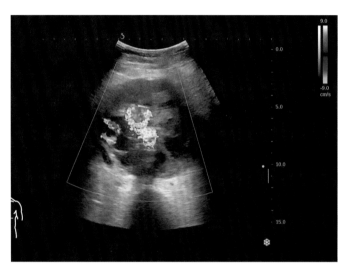

图3-3-14 常规超声图像

ER3-3-6 腹部血管超声造影

腹主动脉支架内漏分型,根据血流进入瘤体内的部位,分为四型。①Ⅰ型:血流从腹主动脉支架端附着处流向瘤腔(Ⅰa型:从腹主动脉支架近端流向瘤腔,Ⅰb型:从腹主动脉支架远端流向瘤腔);②Ⅱ型:血流从腹主动脉分支反流进入瘤腔;③Ⅲ型:血流从两个内支架连接部或破裂处流向瘤腔;④Ⅳ型:血流从内支架的孔隙处流向瘤腔。

3. 超声造影图像 超声造影后,主支架分叉处可见Ⅲ型内漏,见ER3-3-6。

4. 超声造影诊断要点 彩色多普勒对于低速血流不敏感,支架往往会出现搏动性伪影。

超声造影具有独特的优势,主要观察支架外瘤腔内有无造影剂充盈,并判断造影的来源,根据血流来源对内漏进行分型。

5. 鉴别诊断 超声造影可以检测出极低速血流,并能与运动伪影进行鉴别。不论是CDFI还是微血流显像,在支架治疗术后的患者随访中都有重要的诊断价值,但是对于诊断的准确率和可靠性,其价值远远不如超声造影,这是造影剂的特征决定的。只要支架外瘤腔内出现造影剂增强,就可以明确内漏的存在。

第四节 皮瓣穿支血管的超声及超声造影

一、腓肠内侧动脉穿支皮瓣的血管定位

1. 病史摘要 女性,51岁,右足底内侧海绵状血管瘤术后复发入院,修复整形外科拟行肿块切除加右腓肠内侧动脉穿支皮瓣移植术。现右足运动后疼痛,无明显皮肤色素沉着。

2. 常规超声图像 (造影前)右侧小腿内侧可见腓肠内侧动脉走行,CDFI显示右侧腓肠内侧动脉内可见断续血流信号,见图3-4-1。

造影完毕后测量右侧腓肠内侧动脉穿支血管内径,

PW测量右侧腓肠内侧动脉穿支血管流速,见图3-4-2。

3. 超声造影图像 造影模式下,右侧腓肠内侧动脉可见造影剂灌注,该动脉初走行于肌层,后进入浅筋膜,提示该穿支为肌皮支。CDFI模式下,右侧腓肠内侧动脉内可见连续血流信号,并可见伴行的粗大静脉,见图3-4-3、ER3-4-1。

4. 超声造影诊断要点 下肢动脉血管分支管腔内见超声造影剂灌注并穿出肌层,进入浅筋膜,可明确提示该分支为穿支血管。

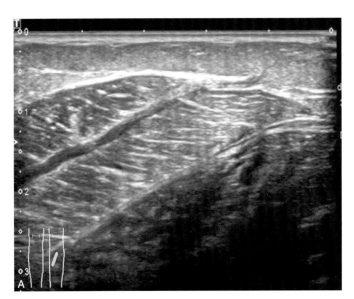
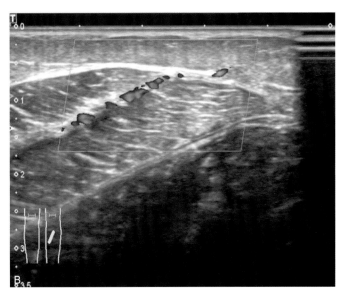

图 3-4-1 常规超声图像

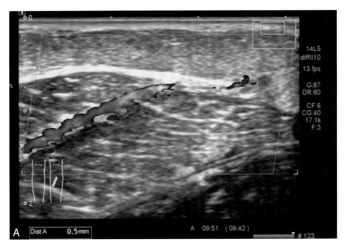
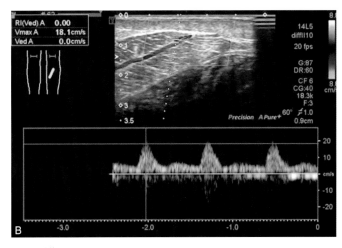

图 3-4-2 常规超声图像

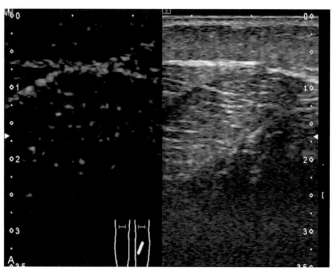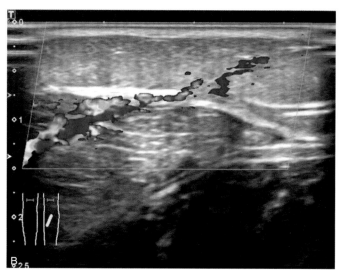

图 3-4-3 超声造影图像

A. 造影模式下,右侧腓肠内侧动脉可见造影剂灌注,B. 可见粗大静脉伴行

ER3-4-1 超声造影图像

5. 其他检查 下肢动脉 CTA 示: 右侧腓肠内侧动脉可见显影,穿支血管隐约可见显影,见图 3-4-4。

术中诊断: 术前标记处经术中确认为腓肠内侧动脉穿支出肌点,该穿支为肌皮穿支,见图 3-4-5。

6. 鉴别诊断 血管肌支,主干分支血管管腔可见超声造影剂灌注,但分布于肌层内,未进入浅筋膜。

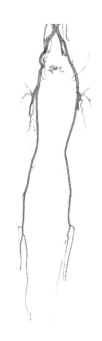

图 3-4-4 下肢动脉 CTA 图像
右侧腓肠内侧动脉可见显影

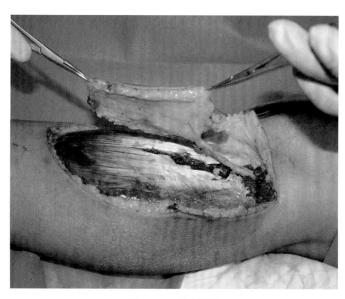

图 3-4-5 术中图像

二、股前外侧动脉穿支皮瓣血管定位

1. 病史摘要　女性,60岁,左小腿破溃行创面修复入院,左侧小腿外侧有大小约12cm×6cm的皮损,拟行左股前外侧动脉穿支皮瓣覆盖修复。

2. 常规超声图像　造影前,常规超声见左侧大腿旋股外侧动脉降支于肌层内走行,CDFI显示其内可见断续血流信号,见图3-4-6。

造影结束后,测量左侧股前外侧皮瓣穿支(旋股外侧动脉降支来源)血管内径,PW测量左侧股前外侧皮瓣穿支血管流速,测量该穿支血管蒂长度(主干血管分叉处至出肌点),见图3-4-7。

3. 超声造影图像　造影模式下,左股前外侧皮瓣穿支内可见造影剂灌注,该穿支动脉来源于旋股外侧动脉降支,从肌层穿出进入浅筋膜,提示该穿支为肌皮支。CDFI显示左股前外侧皮瓣穿支内可见连续血流信号,见图3-4-8,ER3-4-2。

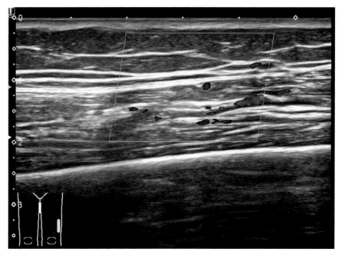

图3-4-6　常规超声图像

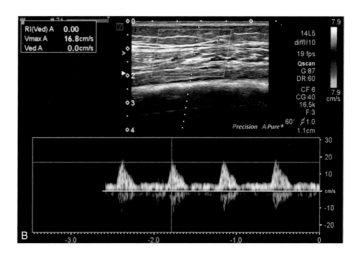

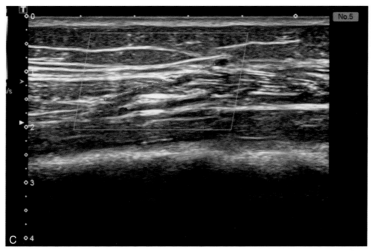

图3-4-7　常规超声图像

A. 测量左侧股前外侧皮瓣穿支血管内径为0.6mm;B. PW测量左侧股前外侧皮瓣穿支血管流速;C. 测量左侧股前外侧皮瓣穿支血管带长度为21.1mm

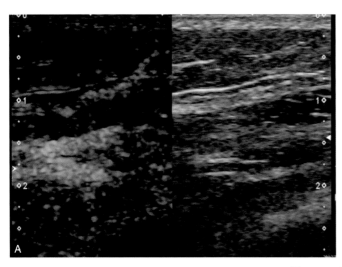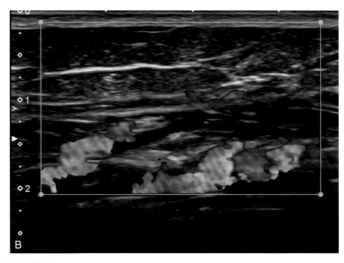

图 3-4-8　超声造影图像
左股前外侧皮瓣穿支血管走行清晰可见

ER3-4-2　超声造影图像

4. **超声造影诊断要点**　左股前外侧皮瓣穿支可来源于旋股外侧动脉降支、横支,股深动脉及股动脉等,变异较多,需仔细观察,当确认分支血管内超声造影剂灌注并穿出肌层,进入浅筋膜,方可明确其为穿支血管。

5. **其他检查**　术中诊断:术前标记处经术中确认为左股前外侧皮瓣穿支血管出肌点,该穿支为肌皮穿支,见图 3-4-9。

6. **鉴别诊断**　血管肌支,主干分支血管管腔可见超声造影剂灌注,但分布于肌层内,未进入浅筋膜。

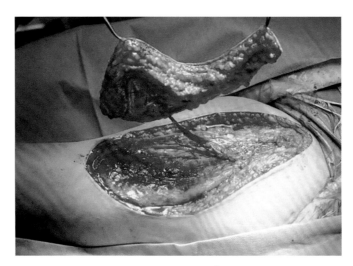

图 3-4-9　术中图像

第五节 深部血管的超声造影显示

1. 病史摘要 女性,45岁,间歇性心悸、胸痛1年,发现血压高3年余入院,最高血压180/90mmHg,腹部超声和腹部CT显示双侧肾上腺未见异常。入院后查体发现上肢血压高于下肢血压,为进一步明确患者诊断,申请常规超声心动图检查。

2. 常规超声图像 左心室室壁增厚,左心室流出道流速增快,呈花色血流;胸骨上窝切面显示,无名动脉(头臂干)起始段、左侧颈总动脉和左锁骨下动脉内径增宽,主动脉弓部可见,主动脉峡部和降主动脉起始段显示不清,似可见主动脉峡部和降主动脉起始段内径变窄,内径9mm,连续多普勒超声可探及流速增快,为2.0m/s。腹主动脉血流充盈好,收缩期血流速度降低,舒张期血流速度增加,为进一步明确主动脉弓、主动脉峡部和降主动脉起始段情况,申请左心声学造影和CTA进一步检查,见图3-5-1、ER3-5-1。

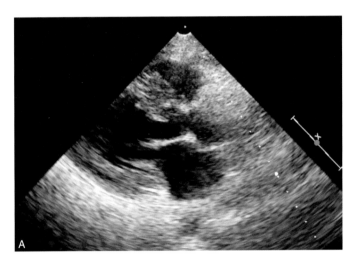
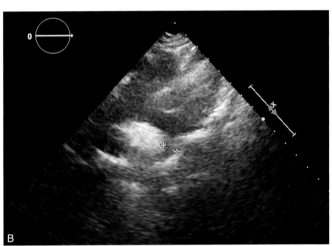
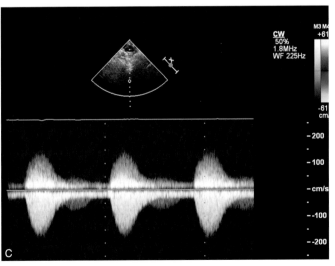
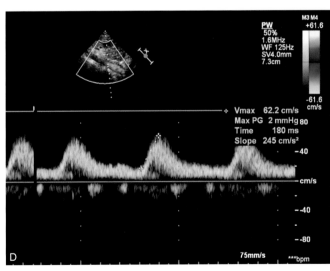

图3-5-1 常规超声图像

A. 左心室长轴切面见室间隔与左心室后壁增厚;B. 降主动脉起始段显示欠清,似可见狭窄;C. 连续多普勒显示降主动脉起始段流速增快,接近2m/s;D. 腹主动脉收缩期血流速度降低

ER3-5-1 常规超声图像

A. 左心室乳头肌水平短轴切面显示左心室室壁弥漫性增厚；B. 左心室长轴切面显示左心室
流出道呈花色血流，流速增快

3. 超声造影图像 左心腔造影（LVO）于胸骨上窝切面显示主动脉弓部造影剂充盈好，头臂干和左颈总动脉、左锁骨下动脉内径扩张，主动脉峡部和降主动脉起始段造影剂充盈明显变细，远端似有造影剂局部聚集和中断，管腔闭塞不能排除，见图3-5-2、ER3-5-2。

4. 超声造影诊断要点 本例患者血压增高3年，常规超声发现左心室室壁增厚，左心室流出道流速增快，头臂干、左颈总动脉和锁骨下动脉内径增宽，同时主动脉峡部和降主动脉起始段显示欠清，似可见狭窄，此时结合左LVO能清晰显示主动脉峡部和降主动脉起始段的充盈情况，为临床提供安全无创的诊断信息。

5. 其他检查 胸腹部主动脉血管CTA检查示：主动脉峡部明显狭窄，局部闭塞伴侧支循环形成；头臂干和左侧颈总动脉、左锁骨下动脉增宽，考虑先天性主动脉缩窄，见图3-5-3。

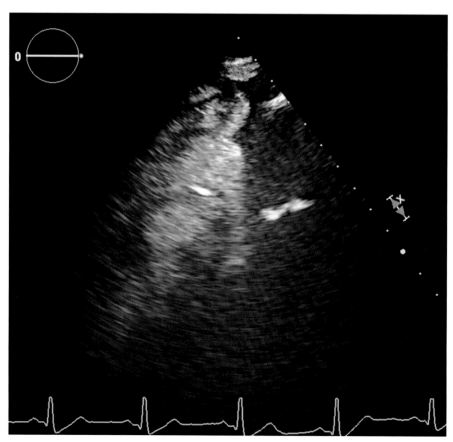

图 3-5-2 超声造影图像

主动脉峡部和降主动脉起始部造影剂充盈变细，峡部似有中断，主动脉缩窄伴可疑闭塞

ER3-5-2　超声造影图像

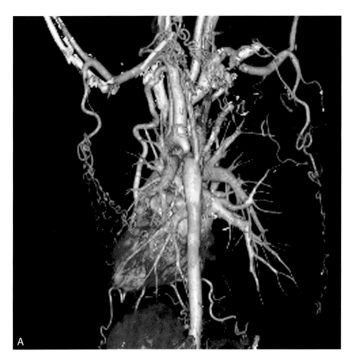

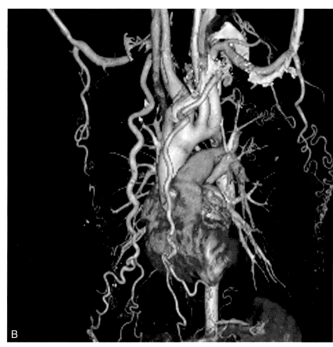

图 3-5-3　胸腹部主动脉血管 CTA 图像

A、B. 胸腹部主动脉 CTA 检查显示：主动脉峡部缩窄、侧支循环形成，头臂干和左侧颈总动脉、左锁骨下动脉增宽

参考文献

1. Lindner JR. Contrast echocardiography：Current status and future directions. Heart，2021，107（1）：18-24.

2. Fadel BM，Mohty D，Kazzi BE，et al. Ultrasound Imaging of the Abdominal Aorta：A Comprehensive Review［J］. J Am Soc Echocardiogr，2021，34（11）：1119-1136.

3. 中华医学会超声医学分会超声心动图学组，中国医师协会心血管内科分会超声心动图委员会. 超声心动图诊断心肌病临床应用指南［J］. 中华超声影像学杂志，2020，29（10）：829-845.

4. 熊叶，周青. 心肌声学造影在心脏占位性病变诊断中的应用进展［J］. 临床超声医学杂志，2020，22（11）：847-849.

5. Urbano-Moral JA，Gonzalez-Gonzalez AM，Maldonado G，et al. Contrast-enhanced echocardiographic measurement of left ventricular wall thickness in hypertrophic cardiomyopathy：Comparison with standard echocardiography and cardiac magnetic resonance［J］. J Am Soc Echocardiogr，2020，33（9）：1106-1115.

6. Pellikka PA，Arruda-Olson A，Chaudhry FA，et al. Guidelines for Performance，Interpretation，and Application of Stress Echocardiography in Ischemic Heart Disease：From the American Society of Echocardiography［J］. J Am Soc Echocardiogr，2020，33（1）：1-41.

7. 汤乔颖，邓又斌，毕小军. 声学造影对心脏占位病变性质的鉴别诊断价值［J］. 中华医学超声杂志：电子版，2019，16（10）：742-748.

8. 中华医学会心血管病学分会介入心脏病学组. 稳定性冠心病诊断与治疗指南［J］. 中华心血管病杂志，2018，46（9）：680-694.

9. Porter TR，Mulvagh SL，Abdelmoneim SS，et al. Clinical applications of ultrasonic enhancing agents in echocardiography：2018 American Society of Echocardiography Guidelines update［J］. J Am Soc Echocardiogr，2018，31（3）：241-274.

10. Ghadri JR，Wittstein IS，Prasad A，et al. International expert consensus document on Takotsubo syndrome（part Ⅰ）：Clinical characteristics，diagnostic criteria，and pathophysiology［J］. European Heart Journal，2018，39（22）：2032-2046.

11. 中国医师协会超声医师分会. 中国超声造影临床应用指南［M］. 北京：人民卫生出版社，2017.

12. Senior R，Becher H，Monaghan M，et al. Clinical practice of contrast echocardiography：recommendation by the European Association of Cardiovascular Imaging（EACVI）2017［J］. Eur Heart J Cardiovasc Imaging，2017，18（11）：1205-1205af.

13. 中国医师协会超声医师分会. 中国医师协会超声医师分会超声心动图检查指南［M］. 北京：人民军医出版

社,2016.

14. Uenishi EK, Caldas MA, Tsutsui JM, et al. Evaluation of cardiac masses by real-time perfusion imaging echocardiography[J]. Cardiovascular Ultrasound, 2015, 13(1): 23.

15. Tang Q Y, Guo L D, Wang W X, et al. Usefulness of contrast perfusion echocardiography for differential diagnosis of cardiac masses[J]. Ultrasound in medicine & biology, 2015, 41(9): 2382-2390.

16. Porter TR, Abdelmoneim S, Belcik JT, et al. Guidelines for the cardiac sonographer in the performance of contrast echocardiography: a focused update from the American Society of Echocardiography[J]. J Am Soc Echocardiogr, 2014, 27(8): 797-810.

17. Porter TR, Xie F. Myocardial perfusion imaging with contrast ultrasound[J]. JACC Cardiovascular imaging, 2010, 3(2): 176-187.

18. Shimoni S, Frangogiannis NG, Aggeli CJ, et al. Microvascular structural correlates of myocardial contrast echocardiography in patients with coronary artery disease and left ventricular dysfunction: Implications for the assessment of myocardial hibernation[J]. Circulation, 2002, 106(8): 950-956.

登录中华临床影像库步骤

公众号登录 >>

扫描二维码
关注"临床影像库"公众号

点击"影像库"菜单
进入中华临床影像库首页

临床影像库
中华临床影像库内容涵盖国内近百家大
型三甲医院临床影像诊断中所能见… ✓

7位朋友关注

关注公众号

影像库

网站登录 >>

输入网址 medbooks.ipmph.com/yx
进入中华临床影像库首页

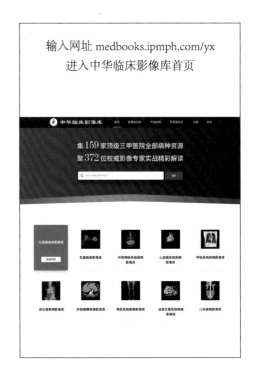

进入中华临床影像库首页

注册或登录

PC 端点击首页"兑换"按钮
移动端在首页菜单中选择"兑换"按钮

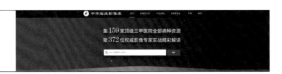

输入兑换码,点击"激活"按钮
开通中华临床影像库的使用权限

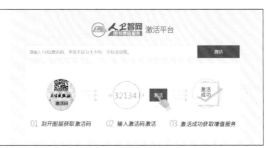